中国传统

医德文化

李禄峰　何昆蓉◎编著

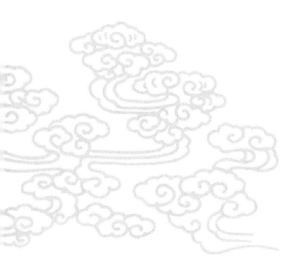

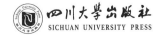

四川大学出版社
SICHUAN UNIVERSITY PRESS

项目策划：李天燕　段悟吾
责任编辑：欧风偃
责任校对：荆　菁
封面设计：墨创文化
责任印制：王　炜

图书在版编目（CIP）数据

中国传统医德文化 / 李禄峰，何昆蓉编著．— 成都：
四川大学出版社，2021.3
　ISBN 978-7-5614-6732-9

　Ⅰ．①中…　Ⅱ．①李…　②何…　Ⅲ．①医务道德－文
化史－中国－古代　Ⅳ．① R192-092

　中国版本图书馆 CIP 数据核字（2021）第 021729 号

书名　中国传统医德文化
ZHONGGUO CHUANTONG YIDE WENHUA

编　　著	李禄峰　何昆蓉
出　　版	四川大学出版社
地　　址	成都市一环路南一段 24 号（610065）
发　　行	四川大学出版社
书　　号	ISBN 978-7-5614-6732-9
印前制作	四川胜翔数码印务设计有限公司
印　　刷	四川盛图彩色印刷有限公司
成品尺寸	170mm×240mm
印　　张	12
字　　数	229 千字
版　　次	2021 年 3 月第 1 版
印　　次	2021 年 3 月第 1 次印刷
定　　价	39.00 元

◆ 读者邮购本书，请与本社发行科联系。
　电话：(028)85408408/(028)85401670/
　(028)86408023　邮政编码：610065
◆ 本社图书如有印装质量问题，请寄回出版社调换。
◆ 网址：http://press.scu.edu.cn

四川大学出版社
微信公众号

编辑委员会

前　言

　　中国是一个拥有五千多年灿烂文明的伟大古国，是世界四大文明古国中唯一延绵至今、没有出现文化断层的国家，这一辉煌历史给予我们极大的文化自信，而文化自信是一个民族、一个国家以及一个政党对自身文化价值的充分肯定，它积淀着中华民族最深层的精神追求，代表着中华民族独特的精神标识。中国传统医德文化是中国优秀传统文化的典型代表，集中体现了数千年来世人对医者的殷切期盼与价值肯定，其时涌现出一大批医德高尚、医术精湛、后世耳熟能详的苍生大医，如岐伯、华佗、扁鹊、张仲景、孙思邈、宋慈、钱乙、刘完素、李时珍、陈实功、徐大椿等，他们的医德故事成为后世千古传唱的佳话，亦是我们今日培养医学生医德的模范榜样。

　　2018年教育部颁布的《关于加强医教协同实施卓越医生教育培养计划2.0的意见》中，明确指出把德育作为医学人才培养的首要内容；2020年教育部印发的《高等学校课程思政建设指导纲要》中，进一步强调注重医德医风教育、"敬佑生命、救死扶伤、甘于奉献、大爱无疆"的医者精神和医者仁心教育在医学生培养中的重要引领作用。这着实印证了我们撰写本教材的初心——以中国传统医德文化强大的感染力、号召力，促进今日医学生医德的提升。

　　本书将中国传统医德文化按照历史时段分为先秦、秦汉、魏晋南北朝、隋唐、两宋、金元、明、清等章，每章概括论述了不同时期的医德文化、名医大家的医德思想、对医生及其医德的评价；此外，作为现代医学教育的参考材料，每章还概述了该时期的医学教育。本书框架结构清晰、语言简洁易懂，可作为医学生、医务工作者、中国传统文化爱好者提升医史、医德修养的参考书。全书由张勇、黄平担任顾问，李禄峰、何昆蓉负责撰写大纲、统筹安排编写工作、审阅书稿；刘贤君、陈毅君、张小英负责协调工作和统一书稿；第一章由李禄峰撰写，第二章由王翠翠撰写，第三章由李梓银撰写，第四章由欧阳明月撰写，第五章由周建平撰写，第六章由胡文香撰写，第七章由李莉撰写，第八章由杨涵撰写。

本书在编写过程中得到了广大同人的建议和倾情帮助，在此一并感谢；同时，受限于编者水平，本书难免存在疏漏之处，恳请广大读者批评指正。

本书编写组
2021 年元月于蓝花楹下

目　录

第一章　先秦时期的医德文化

第一节　医德状况概述

一、医德存在的社会背景

（一）经济背景

近 200 万年前，中国境内已有人类生息繁衍，揭开了中国历史的序幕。又经过百余万年的演进，到了距今二三十万年前，人类发展进入了古人阶段。在距今约 5 万年左右，古人进化为新人。与古人相比，新人有了更丰富的劳动经验和技能。到了夏商周时期，我们的先祖以农业立国，随着井田制的出现与发展，大量荒地被不断开垦成良田，出现了休耕轮作的方法。农业生产中谷物产量提高，继而出现了酿酒业，蚕桑、畜牧业也逐渐发达。此外，我们熟悉的后母戊大方鼎也出现于这一时期。这期间还存在着陶器、骨器、玉器等劳动工具及礼器。"百工"出现，手工业的发达也带动了商业的发达，进而促进了货币的出现。

（二）政治背景

原始社会解体，部落之间逐渐走向联合，方国出现。到了禹传子启后，王权世袭制逐渐确定下来。夏王朝是我国历史上第一个奴隶制国家，其标志着早期国家的诞生。到了商代，军队和刑法都得到了长足的发展。周代在宗法制的基础上实行分封制，大封诸侯，维持社会稳定，巩固宗法社会的等级制度。

（三）文化背景

《论语·为政》载："殷因于夏礼，所损益可知也；周因于殷礼，所损益可知也。"夏代的礼仪制度为后世做了典范。先秦时期天文历法已很发达，出现了世界上最早的关于新星、火星、岁星、大星等星象的观测记录，确定了恒星观测标志——二十八宿。在文字上已有较成熟的甲骨文和金文，促进了人们思想的传播；五行（水、火、木、金、土五种物质构成）观念代表着我国较早的朴素唯物主义思想；此外，还出现了直至今日仍然为世人称颂的《周易》《诗经》。

医学是人类在与大自然的斗争中产生而发展起来的。远古时期，随着经济、政治、文化的发展，逐渐产生了巫；到了殷商后期，巫分化出了具有一定医学知识的巫医；约在西周后期，进一步分化出现医学建制，开始有了"医师"的设置。春秋战国时期的礼乐崩坏、百家争鸣加速了人们"天命"思想的解放。在百家争鸣中脱颖而出的儒家始终把对现实社会和人的关注作为学说基础和奋斗目标，促成了重人事、扬人道的质朴医学道德的产生。此外，墨家、道家、法家也对医德发展起到促进作用。

二、医德文化的主要内容

（一）祈求天神庇佑生民

这一时期由于生产力低下，人们的医疗技术极其有限，在遇到无法医治疾病的时候，先人们就将健康、生存与鬼神、天意联系在一起。这个时期的医多是寓于巫中的，医、巫不分，通过祈祷、祭祀、诅咒等法式与天、地、鬼沟通，表达对神灵的敬畏，以祈求庇佑；同时，通过与神沟通的仪式给病人带来心理的暗示和慰藉，激发病人战胜疾病的勇气和毅力。这一带有神话主义色彩的做法充分说明巫医对神灵的虔诚和对生民安康的重视，但是也体现出了巫医能力不够。

（二）充分运用医疗技术治病救人

当时的巫医能够以病人生命健康为出发点，通过长年的生产生活经验积累，掌握一些简单的医药知识和技能，并将之运用到对病人的医治中。新的手段发挥了以往巫术无法收获的效果，病人康复得更快、更好，病人健康的恢复激发了更多的巫医提高医疗技术，逐渐与巫脱离。同时，药物、医疗技术的运用也使病人意识到巫术的落后，促使巫术逐渐转向真正能治疗疾病的医术。在医患双方的共同重视下，医术得到进一步推动。

（三）重视医疗技术的提高

随着人们对医术的认可，生产力的提高，越来越多的病人将治疗希望投向医术，表达了对医的尊重，促进了医术的进步。而这一过程是无数医者苦心钻研甚至冒着生命危险换来的。比如我们常说的"神农尝百草"就反映了古代医者为了了解草药的药性而以自身健康甚至性命为代价尝食草药，这需要医者以治病救人的坚定信念克服胆怯心理，甚至将生死置之度外。正是这种心中有病人、以病人健康为己任的精神推动了医疗技术提升。

三、医德文化特点

（一）受鬼神论影响明显

由于生产力的落后，巫、巫医、医最初给病人治疗的方式、方法均明显受到鬼神论的影响。因此，其在给患者医治时常借鬼神的名义，施以巫术、医术。这也充分说明这一时期人们对鬼神的敬畏与崇拜。

（二）人的主体地位逐渐显现

随着生产力的提高，医术的提升，人们越来越多地看到医术相对于巫术的优势，意识到人是可以与鬼神甚至天意抗衡的。同时，医者对病人负责的态度、对医术的熟练程度也影响了治疗的效果，使病人逐渐意识到人的生病与鬼神的关系并不密切，人们越来越感受到自身不受鬼神的限制，即个人主体地位得到提升。

（三）医患双方互敬互信

在医治病人过程中，医患双方互敬互信，医的治疗方案、医治态度、个人品行得到患者的认可，同时患者对医者的期待、尊重、信任也促进治疗的开展，医患能够达成共同治愈疾病的共识，这既利于医者的治疗，也利于病人的康复。

第二节　代表医家及其医德思想

这一时期是中国传统医德文化的起源时期，诞生了很多流传至今的名医医德故事，对后世医德形成、医德文化的传承都起到很好的榜样作用。

一、伏羲氏

伏羲，又名宓羲，上古神话人物。结合《太平御览》的记载可知，伏羲出生在今天的甘肃天水，而今天的考古发掘表明，天水有大地湾遗址，因此，伏羲应是大地湾地区原始部落的首领。《帝王世纪》将其与轩辕氏、神农氏并称为"三皇"。《帝王世纪》又载："伏羲氏画八卦以通神明之德，以类万物之情，所以六气、六府、五藏、五行、阴阳、四时、水火升降，得以有象；百病之理，得以有类，乃尝味百药而制九针，以拯天枉焉。"《路史·后纪》记载："伏羲氏尝草制砭，以制民疾。"这些记载讲的就是伏羲制九针为民众治病，这虽然和我们后世谈到的针灸还有区别，但可以说伏羲是应用针灸的鼻祖。《内经·素问》《山海经·东山经》也都对伏羲砭石针灸的来源、疗效和应用作出了总结和肯定。此外，据传说，伏羲还发明了新的生产手段，探索出新的生活方式，使人类摆脱了洪荒时代的蒙昧状态，为中华文明的兴旺发展奠定了根基；他还潜心修研八卦，以阴阳鱼图规法自然，演示了天地万物间的种种变化，创造了人生的哲学体系，并取名为八卦易理。

伏羲画八卦的传说体现了早期医者在对疾病的产生、发展、治愈过程及规律的全面掌握、解析之后，才对病患的救治提出具体治疗方案，这是钻研专业技能的具体表现，是对病患负责的体现。而他不顾个人安危品尝百草，详细记录各种草药的疗效，又以自身为试验对象探索砭石针灸的施治方法与疗效，更展现了医者高度的敬业精神和对病患全面负责的职业道德，为后世医者奠定了敬畏生命及对病患负责的行医规范思想。

二、神农氏

神农氏，相传是我国原始社会部落联盟首领，是中华民族的农业之神、医药之祖，后世尊其为"三皇"之一。"神农尝百草"的传说流传了数千年，最早见于《淮南子·修务训》："古者，民茹草饮水，采树木之实，食蠃蚌之肉，时多疾病毒伤之害。于是神农乃始教民播种五谷……尝百草之滋味，水泉之甘苦，令民知所辟就。当此之时，一日而遇七十毒。"后又见于《史记·三皇本纪》："神农氏始尝百草，始有医药。"后世奉其为"药祖"。神农为救治人命，使百姓益寿延年，跋山涉水，行遍三湘大地，尝遍百草，了解百草平、毒、寒、温之药性，找寻治病解毒良药。在尝百草的过程中，他识别百草，发现了具有攻毒祛病、养生保健作用的中药。神农尝百草的传说是人民群众生活实践的反映，这一实践过程经历了漫长的历史时期。随着岁月的推移，先人积累的药物知识越来越丰富，并不断得到验证，最终逐步以书籍的形式固定下来，这就是《神农本草经》。《神农本草经》成为中国古代第一部中草药学经典之作，后世本草著作莫不以此为宗，并逐步发展丰富，其对中医药的发展有着积极影响。

神农在搜集、识别草药的过程中不顾个人安危，跋山涉水，行走丛林秘境，为了全面细致地了解不同草药的生长环境、采摘地点、药性功效，他尝遍世间众草，这是对采药工作负责的体现，更是对药物使用者负责的体现。

三、黄帝

相传黄帝为少典之子，本姓公孙，长居姬水，因此改姓为姬；又居轩辕之丘（今河南新郑西北），故号轩辕氏；出生、创业和建都于有熊（今河南新郑），故亦称有熊氏；因有土德之瑞，故号黄帝。黄帝因统一华夏族而载入史册，又因播百谷草木、大力发展生产、创造文字、始制衣冠、建造舟车、发明指南车、定算数、制音律、创医学等成为承前启后的中华文明先祖，著名的《黄帝内经》即托黄帝之名而成。《古今医史》中说"（黄帝）仰观象于天，俯察法于地……所以六气六腑、五行五脏、阴阳水火升降得以有象，而百病之理得以类推，为医道之圣祖"，又说"上穷下际，察五气，立五运，洞性命，纪阴阳，咨于岐伯而作《内经》，复命俞跗、岐伯、雷公察明堂、究息脉，巫彭、桐君处方饵，而人得以尽年"。可以推断，如果说神农氏时代的医药知识还比较原始，那么，黄帝时代的医药知识当较接近于理性知识。

《黄帝内经》是一本综合性的医书，分《灵枢》《素问》两部分，是中国最早的医学典籍，也是传统医学四大经典著作之一（其余三者为《难经》《伤寒杂病论》《神农本草经》），其中《疏五过论》《征四失论》是专门论述医德的专篇。该书在黄老之学的基础上建立了中医学上的"阴阳五行学说""脉象学说""藏象学说""经络学说""病因学说""病机学说""病症""诊法"及"养生学""运气学"等学说，其基本素材来源于中国古人对生命现象的长期观察、大量的临床实践以及简单的解剖学知识。该书奠定了人体生理、病理、诊断以及治疗的认识基础，是一部影响极大的医学著作。

黄帝在治病救人中明确提出了医者必须具有的品德和学问。他强调对病人要认真负责，谨言慎行，救治过程中不能出错，要有专精的技术，还要有包括天文、地理、人事等广博的知识。在传授学生方面，他也明确提出不符合当医生标准的人不能教其学医，同时，不是医学的真谛也不能传授给学生。黄帝对医者、未来的医者（医学生）需要具备的品德与素质都有明确的要求，这充分体现了黄帝对医学的敬重，对生命的尊重，为后世医者及医学教育者树立了行医、执教的典范。

四、岐伯

岐伯是中国上古时期最有声望的"华夏中医始祖""医圣"，岐山（今陕西省岐山县）人，多才多艺，才智过人。他见许多百姓死于疾病，便立志学医，四处寻访良师益友，逐渐精通医术脉理，遂成为名震一时的医生。相传岐伯为黄帝之臣，奉黄帝之命尝味各种草木，还与雷公研讨过经脉。《黄帝内经》即托黄帝与岐伯等讨论医理而作，中国传统医学素称"岐黄"或"岐黄之术"即基于此。

岐伯不忍看到百姓因疾病受苦受难甚至失去生命，因此，立志学医，并学有所成，这是与百姓感同身受、热爱百姓的现实写照，是岐伯从医的初衷与动机。岐伯用实际行动表达了对世人的热爱、对生活的热爱，为后世学医的动机、目的、意义都做了示范。

五、俞跗

俞跗是上古医家，相传为黄帝时期的三大名医之一（另两位即雷公、岐伯）。他擅长外科手术，在医疗疾病时不仅仅限于"对症下药"，且已经懂得使用"割皮解肌，洗涤五脏"的外科疗法，被后世尊为"外科先师"。西汉时期的三位文史学家韩婴、司马迁、刘向都记述了秦越人论述俞跗的事迹，足见其在上古时期医界的影响力。

俞跗开启了外科疗法的先河，拓展了医学治疗的方式方法，提高了治疗效果，是对病患疾苦深入同情的表现。俞跗能够"割皮解肌，洗涤五脏"，在于其对表皮之下的人体内部结构的准确定位并充分了解病灶。因此，如果开展外科手术，不仅仅是要看到机体表面，更要能透过表面洞察机体内部，这对外科医生的医学知识提出了更高的要求，也对外科医生的医学素养、行医能力提出了更高的要求。

六、扁鹊

扁鹊是春秋战国时期的名医，姬姓，秦氏，名越人，又号卢医，扁鹊是他的绰号。这一绰号的由来可能与《禽经》中"灵鹊兆喜"的说法有关：医生治病救人，走到哪里，就给哪里带来喜讯和安康，如同翩翩飞翔的喜鹊，因此，古人习惯把那些医术高明的医生称为"扁鹊"。扁鹊走南闯北，真心实意地为人们解除疾病的痛苦，获得人民普遍的欢迎和崇敬。扁鹊刻苦钻研，努力总结前人的经验，大胆创新，成为一名学识渊博、医术高明的医生。其结合自己的医疗实践，在诊断、病理、治法上对祖国医学作出了卓越贡献。扁鹊的医学经验在我国医学史上起着承前启后的重要作用，对我国医学发展有着较大影响。因此，医学界历来把扁鹊尊为我国古代医学的祖师，说他是"中国的医圣""古代医学的奠基者"。司马迁称赞他说："扁鹊言医，为方者宗。守数精明，后世修（循）序，弗能易也。"历史学家范文澜在《中国通史简编》中称他是"总结经验的第一人"。千百年来，扁鹊深为广大人民所爱戴和崇敬，历代人民为他建陵墓、立碑石、筑庙宇、朝香火。

对于扁鹊，我们最熟悉的故事莫过于《扁鹊见齐桓侯》。扁鹊路过齐国都城临淄的时候，见到了齐国的国君齐桓侯。他看齐桓侯的气色不好，就断定他生病了，便直言不讳地对他说："你有病在肤表，如不快治，就会加重。"齐桓侯听了不以为然，说："我没病。"扁鹊见他不听劝告就走了。这时，齐桓侯对左右的人说："凡是医生都是贪图名利的。他们没有本事，就把没有病的人当有病的来治，以显示本领，窃取功利。"过了五天，扁鹊又来见齐桓侯，一番观察之后，对齐桓侯说："你的病到了血脉，不治会加重的。"齐桓侯听了很不高兴，根本没有把扁鹊的话放在心上。再过五天，扁鹊又来见齐桓侯，经过细致观察，严肃地对他说："你的病已进入肠胃之间，再不治，就没救了！"齐桓侯听了很生气，当然也没有理睬扁鹊。等到扁鹊第四次来见桓侯时，他只瞥了一眼，就慌忙走掉了。看到扁鹊不理睬自己，齐桓侯就派人询问。扁鹊说："病在肤表，用汤熨可以治好；病进入血脉，用针灸可以治好；病到了肠胃，用酒剂也能治愈。如今齐桓侯的病已经深入骨髓，再也没法治了，我只好躲开。"又过了五天，齐桓侯果然病重，派人请扁鹊来治，扁鹊早已逃离齐国，而齐桓侯因误了治病时机，不久就死了。扁鹊能从齐桓侯的气色中，看出病之所在和病情的发展，这是很不简单的。所以，汉代著名医学家张仲景赞赏说："余每览越人入虢之诊，望齐侯之色，未尝不慨然叹其才秀也。"

扁鹊能够摒弃医学门派，不拘一格，认真总结前人实践、民间经验、个人积累，耗费毕生心血总结对病患有用、促进医学进步的经验、教训，这是对医学事业的高度负责，也是高度的敬业精神的真实写照，丰富了后世医者继承和发展医学的途径，更树立了以病人为中心，围绕疾病，综合借鉴多种治疗经验进行统筹救治的榜样。

七、文挚

文挚，战国时期宋国的良臣，精通医道，洞明医术。文挚治病手法非常高超，他会根据患者的病情需要对疾病加以适当处置，有时甚至不用药物或针灸，而是利用"阴阳五行生克"之理，以变动情志的方式来治疗疾病。

文挚在当时医疗能力的基础上运用了创新思维，对于病患的治疗不仅仅从疾病的临床表现出发，更进一步从病灶源头探查引发疾病的原因及周围影响因素，这突破了生物医学，运用了社会医学的治疗方法。文挚的创新为后世医学治疗手段提供了实践探索，促进了医学治疗方式、方法的多领域、多渠道发展。

第三节　对医家及其医德的评价

一、以《周礼》为代表的官方对医德的考评

《周礼·天官·医师》言："医师掌医之政令，聚毒药以供医事。凡邦之有疾病者、有疮疡者造焉，则使医分而治之。岁终，则稽其医事，以制其食。十全为上，十失一次之，十失二次之，十失三次之，十失四为下。"这是对医生考核的最早记录。每年年底按照医生治疗的数量和质量对医生考核，并且将考核结果作为确定医生俸禄的依据。从考核质量来看，其对医生的标准要求较高，体现出将病人安危置于头等重要位置的考量，即包含了对医生医德的考核。

二、《黄帝内经》对医德的考评

《黄帝内经》在《素问》中专门设置了医德专篇，其标志着中医医德理论的初步形成，也说明医德在当时社会的重要性，以及这是医生和病人关注的重要内容。

（一）强调了人命的至关重要和头等地位

《素问·宝命全形论》指出："天覆地载，万物悉备，莫贵于人。"这强调天地万物中，人是最宝贵的。医者一定要认识到人命的至关重要，要对病人全心全意；《灵枢·玉版》强调"夫人者，天地之镇也"，强调人才是天地的主宰，突出人命的重要地位。

（二）强调对病人的高度负责

《素问·征四失论》中言："所以不十全者，精神不专，志意不理，外内相失，故时疑殆。"医生若注意力不集中，又不集中意志思考，不能将外在的脉象与病人内在的病情综合在一起分析，就会发生诊断失误、耽搁病情甚至危害生命的情况。《素问·疏五过论》有言："诊病不审是谓失常，谨守此治，与经相明。"医生若不能仔细周密地审查，就是没有按照行医的常理诊治，如果能够按照诊治法进行诊治，则自然会清楚病人的状况，对症施治。

（三）提出医德高低的标准

《灵枢·邪气藏府病形》言"见其色，知其病，命曰明；按其脉，知其病，命曰神；问其病知其处，命曰工"，"善调尺者，不待于寸；善调脉者，不待于色；能参合而行之者，可以为上工，上工十全九；行二者为中工，中工十全七；行一者为下工，下工十全六。"这是说依靠观察病人气色的变化而知道病情的，叫作明；依靠切按脉象而知道病情的，叫作神；依靠询问病人而知道病的部位的，叫作工。善于诊察尺肤的，不必等待诊察寸口的脉象，就知道病情；善于诊察脉象的，不必等待观五色，就知道病情。假如能将察色、脉、尺肤综合运用，就可使诊断更正确，称为上工，上工的治愈率可达十分之九；如能运用两种诊察方法，称为中工，中工的治愈率可达十分之七；若只能用一种诊察方法的，称为下工，下工的治愈率可达十分之六。

（四）对医生需要掌握的知识门类提出要求

《素问·著至教论》指出："（医）道上知天文，下知地理，中知人事，可以长久，以教众庶，亦不疑殆，医道论篇，可传后世，可以为宝。"这强调了医生要有广博的知识面和丰富的知识储备，懂得人世间的行为准则，这样才能成为好医生，不但能治病，还能教导广大民众，不会出现差错，而他积累的治疗经验和个人道德品行都可以流传下来。

三、《难经》对医德的考评

（一）对医生治疗水平、医德都提出相应要求

《难经·十二难》言："阳绝补阴，阴绝补阳，是谓实实虚虚，损不足，益有余，如此死者，医杀之耳。"属阳的心肺气绝，去补属阴的肾肝；属阴的肾肝气绝，去补属阳的心肺。这是将阳补虚、虚补阳，造成治疗上的根本错误，这样的死亡，是医生造成的。

（二）对医生掌握医术的系统性、全局性提出相应要求

《难经·七十七难》指出："经言上工治未病，中工治已病者。何谓也？然，所谓治未病者，见肝之病，则知肝当传之于脾，故先实其脾气，无令得受肝之邪，故曰，治未病焉。中工治已病者，不晓相传，但一心治肝，故曰治已病也。"《黄帝内经》上说，高明的医生治病是能够制止疾病的传变，预先控制病程；一般医生治病，是看到什么病才知道治什么病。怎么解释呢？治疗未病就是制止疾病转变，预先控制病程。例如诊察到肝有病，就预知肝病将传给脾，因此，须先补益脾的机能，使脾气实，不受肝的邪气，这就叫作治疗尚未

发展的疾病。一般的医生，虽然也能诊察到肝有病，因他不通晓互相传变的道理，只是一心去治肝，所以说这是治疗已发生的疾病。

四、以世人对扁鹊的评价为代表的民间对医生的考评

扁鹊是这一时期民间医生的杰出代表，精通望、闻、问、切，尤其以望色和切脉著称，因为医术高超常常能使病人"起死回生"，而被广大百姓称赞为"神医"，而扁鹊却自谦说："越人非能生死人也。此自当生者，越人能使之起耳。"可见扁鹊医术高明而谦虚朴实。

扁鹊受到广大百姓欢迎的另一个原因是他医术全面，可以根据患者的不同疾病而施救。《史记·扁鹊仓公列传》记载："（扁鹊）过邯郸，闻贵妇人，即为带下医；过雒阳，闻周人爱老人，即为耳目痹医；来入咸阳，闻秦人爱小儿，即为小儿医。"即扁鹊到邯郸，当地尊敬妇女，就转化为妇科医生；到洛阳，当地尊敬老人，就转化为治疗耳病、目病、痹症的医生；到了咸阳，当地人重视儿童，就转化为儿科医生，随着当地病人病情的需要而施救。另外，扁鹊还能够与病人建立非常和谐、互信的救治关系。可见，扁鹊诊治的方式方法、个人的道德品行、与百姓的相处之道都是非常值得今人借鉴的。

五、《论语》对医德的考评

《论语》中，子曰："南人有言曰：'人而无恒，不可以作巫医。'"人没有持之以恒的决心就不能成为巫和医。在这里巫且不论，仅就医而言，这是对医生学习医术需要具备的恒心、毅力、钻研之心的肯定，也是对医生品质的褒奖。

第四节　医学教育

从医学教育发展来看，这一时期成为中国传统医学的初步发展时期。虽然医学教育、管理、考核未成体系，但是对日后的医学教育起到了良好的示范作用。

一、医学传承方式

（一）生存经验的传承

所谓生存经验的传承，主要发生在人类社会的早期，那时的人类为了生存

而四处采集、狩猎，"小孩跟着大人去采集，大人采什么，小孩就采什么，大人就在采集实践中教会小孩懂得什么能吃，什么不能吃；哪种生吃，哪种熟吃；哪种有毒，哪种没毒等等知识"，因此，医学完全是出于生存和延续的需要而产生的传承。有时"由于对自然界的极端无知和饥不择食，人们常会误食一些有毒的植物而产生呕吐、腹泻"，当然，人们也会因为偶然食用了某些食物，而使原有的病痛得以减轻或消失。正是经过世世代代以生存为前提的尝试才积累了辨别食物、毒物、药材的经验。传说中的神农尝百草其实就是对人们积累生存经验的一种写照。到了原始社会末期，人们已经掌握了关于蛇伤、剑伤、出血、扭伤、肿痛、刀伤、烧伤、痢疾等的治疗方法。这些医学知识的积累，实则是人们为了生存在与大自然的斗争中的经验积累。

（二）师徒传承

师徒传承的医学教育模式曾经是医学人才培养的主要模式，对于中医的延续、发展、创新均起到不可低估的作用。以黄帝、岐伯一系为代表的师徒传承模式是后世的典范。相传，僦贷季为岐伯之师，精通医脉，而岐伯是黄帝时期的大臣，同时又传授黄帝医药知识，是黄帝的老师；雷公也是黄帝时期的大臣，是黄帝的弟子，后世《路史》载，扁鹊"黄帝咨于岐、雷而《内经》作"。也说明了黄帝、岐伯、雷公的关系。历史上有明确记载师徒传承关系的是长桑君与扁鹊的师徒关系。《史记·扁鹊仓公列传》载，扁鹊"少时为人舍长。舍客长桑君过，扁鹊独奇之，常谨遇之。长桑君亦知扁鹊非常人也。出入十余年，乃呼扁鹊私坐，间与语曰：'我有禁方，年老，欲传与公，公毋泄。'扁鹊曰：'敬诺。'乃出其怀中药予扁鹊：'饮是以上池之水，三十日当知物矣。'乃悉取其禁方书尽与扁鹊。忽然不见，殆非人也。扁鹊以其言饮药三十日，视见垣一方人。以此视病，尽见五藏症结，特以诊脉为名耳"。虽然长桑君与扁鹊的故事带有一定的神话色彩，但是也反映了这一时期医学教育普遍的传承模式。而扁鹊的弟子有子阳、子明、子游、子仪、子越、子容等，师徒传承规模扩大，也是民间医学教育发展的一种表现。

值得强调的是，在师承关系缔结前的选徒过程中，师傅对徒弟的才品、人品都要经过长时间的观察和考验，比如长桑君对扁鹊的考验就经历了漫长的考察期，而扁鹊对长桑君数年如一日的尊敬也表现了扁鹊较高的品行修养。经过师傅的考验，确定师徒关系需要有严肃而谨慎的收徒仪式。《黄帝内经·素问·三部九候论》载黄帝求教于岐伯，"余愿闻要道，以属子孙，传之后世，着之骨髓，藏之肝肺，歃血而受，不敢妄泄。"其中，"歃血而受"即为师徒授受的礼仪。

（三）家族传承

《周礼·考工记》中用"筑氏""冶氏""鬼氏"称呼百工，说明春秋战国时期个别职业已经发展成家业了。虽然广泛存在的医学家传模式至西汉时才有明确记载，但是，以此上溯，周朝时医家家族传承应当已存在。家传式其实是师徒传承的特殊形式之一，特殊之处在于授者集父与师为一体。

二、教学内容

周代医学不仅与"巫"有了明显的划分界限，更在医学以内有了详细的分科，设置了预防医学和临床医学。《周礼·秋官》中记载了"庶氏""翦氏""赤友氏""蝈氏""壶涿氏"，并记载有全国各地的不同季节、不同领域中的卫生防疫工作。在临床医学上，周代设有医师，兼有为王官治病和实施医事管理的职能。医师下分医为四科，即食医、疾医、疡医、兽医，其中食医相当于营养医生，疾医相当于内科医生，疡医相当于外科医生。到了春秋战国时期，随着战争以及人们生产、生活的需要，出现了"军医""儒医"。

从医生的分类可以推测出先秦时期医学教育的内容也是非常丰富的，涵盖了医官所需才能。现以先秦时期医学教育经典《黄帝内经》举例说明。

（一）医学专业知识的学习

《素问·解精微论》载："黄帝坐明堂，雷公请曰：'臣授业传之行教以经论、从容、形法、阴阳、刺灸、汤药所滋行'。"《素问·疏五过论》又写道："圣人之治病也，必知天地阴阳、四时经纪、五藏六府、雌雄表里、刺灸砭石、毒药所主、从容人事，以明经道，贵贱贫富，各异品理。"经论，即古代经典。阴阳，即天地四时。形法，即五脏六腑、雌雄表里，大体相当于今天的生理解剖。这三门是基础课。从容，相当于诊断学。《素问·示从容论》谈的是怎样通过对相似症状的比较，作出鉴别诊断的道理。其他各篇提到从容，也都是根据病人的病情、社会地位进行辨证的意思。

此外，《灵枢·经别篇》还把十二经脉列为"学之所始，工之所止"，就是说，经络既是基础课的内容，又是高级医生深入探讨的题目。可见当时的医学教育内容是相当广泛的，已包含了现代中医教学的大部分课程。相对地看，基础课、内科学、针灸学占的比重较大，而外、伤、妇、儿、五官等科还没有形成独立的学科。

（二）医德修养的提升

对医生医德的培养始终是医学教育重要组成部分。在学医的目的上，《素问》强调"令要道必行",《灵枢》强调"上以治民,下以治身"。把"治民"摆在"治身"的上面。《素问·三部九候论》还要求把医学知识"以属子孙,传之后世";《灵枢·九针十二原》言"令终而不灭,久而不绝",《素问·五常政大论》更反复告诫医生们不要"遗人夭殃""绝人长命";而对于违背医德、利用医术达到自私目的的行为,《灵枢·终始》则用严厉的诅咒来表示愤慨,"无道行私,必得夭殃"。

（三）在教学方式方法上提出诵、解、别、明、彰

诵、解、别、明、彰,是古代医学教育对学生要求的五个阶段,也是经典的学习方法。《素问·著至教论》载:"黄帝坐明堂,召雷公而问之曰:'子知医之道乎?'雷公对曰:'诵而颇能解,解而未能别,别而未能明,明而未能彰。'诵,就是高声朗诵,通过熟读而达到背诵、记忆、理解内容,这是学习的第一步;解,是指理解文中不懂的地方和深义之处,这是第二步;别,就是比较、辨别、区别,这是第三步;明,就是明彻、融会贯通,从全体及内部联系上把握知识,这是第四步;彰,是发扬光大的意思,使所学医学知识达到一个更高的境界,这是第五步。五步学习法简单明了、循序渐进,也是今日医学学习的重要方法。

此外,医学的另外一个重要方面就是实践,学习到的医学理论知识应能得到充分运用、提升。《黄帝内经》一再强调理论学习与实践的结合。《素问·气交变大论》中提道:"善言天者,必应于人;善言古者,必验于今;善言气者,必彰于物;善言应者,同天地之化;善言化言变者,通神明之理。"善于讲天道的,必定把天道应验于人;善于讲古事的,必定借古喻今;善于讲气理的,必定将气理明确地表现在万物上;善于讲感应的,就和天地的造化统一起来;善于讲生化与变动的,就要了解自然的道理。《素问·举痛论》言:"善言天者,必有验于人;善言古者,必有合于今;善言人者,必有厌于己。"熟悉天地自然变化的人,必定对人体的系统有了解;熟悉过去历史的人,必定对现在的发展有见地;能发现他人缺点的人,必定也深知自己的不足。这些论述,都是在强调检验理论和经验的重要性。

本章小结

一、生命至上，提升医技，是医者的本质要求

不论伏羲、神农或是扁鹊，其在行医过程中始终尊崇生命至上，带着敬畏生命、尊重生命的虔诚之心行医施救。为获得更好的治疗效果，减轻病人的痛苦，必须积极提升医疗技术，以稳定、高超的医疗技术救治病人，挽救生命。

二、以病人为中心，尊重病人是医者的使命要求

医者在治病救人过程中始终以病人为中心，充分尊重病人，对病人的痛苦感同身受，以病人的病情和心理的双重需要为出发点，制定治疗方案，不能仅仅看到病人生理上的疾病，而应对病人同时进行生理治疗与心理安抚，这样才能缩短治疗时间，提升治疗效果，这也是医者的使命。

三、提升医德修养是医者终身的修行

医德修养是医者从医之初就必须谨记于心的一项功课，是医学教育的重要内容，更是医者考核的重要指标。一名医者医德修养的高度甚至决定了医者医技的成长高度，只有医德、医技同向同行，才能推动医者事业的提升。

第二章　秦汉时期的医德文化

第一节　医德状况概述

一、医德存在的背景

（一）社会背景

秦汉时期是我国封建制度确立、巩固和发展的时期。秦始皇统一六国后，采取了一系列的统一措施来巩固中央集权制度，进行了封建制度的改革。封建制度的变革为医学彻底摆脱巫术、建立独立的医学体系带来了机遇。

统一国家的建立使医学管理得到加强，从国家至地方的医疗制度更加严谨，层次更加分明，分工更加明确。秦汉时期已具备了较为完备的医事组织，如秦设有太医令、太医令丞、侍医等。公元前213年至前212年，秦始皇焚书坑儒，这一历史上的暴行，使古文献的保留和文化知识的传播蒙受了极大的损失，但医学书籍并不在焚毁之列，这也可以看出秦朝对医学的重视。汉代建立了比秦朝更复杂的医药管理机构，有专为宫廷服务的太医令、丞及其下辖的各类侍医；诸侯王府也设有不同职务的侍医；在疾病大流行时设立临时医院；在军队中也设有医疗机构。

总体来说，秦汉时期是中国历史上第一个大统一时期，经济初步发展，内地同边疆地区的经济文化交流加强，科学技术有了新的突破，为医学、医德的发展及完善奠定了基础。

（二）思想文化背景

西汉初期，黄老思想盛行，这较大地影响了医学发展。这些影响在《吕氏春秋》《淮南子》等典籍中均有体现。《黄帝内经》是我国最早的医学典籍之一，也是我国最早独立探讨医德规范的专著，相传为黄帝及其臣子岐伯、雷公等论医之书，实为中国历代黄老医家传承创作增补发展而来，它的思想广为后世医家接受。

西汉中期，汉武帝采纳董仲舒"独尊儒术"的建议，使儒学取得了极高的地位，儒家思想对医学和医德产生了更加深刻而广泛的影响。董仲舒提出"罢黜百家，独尊儒术"，并把阴阳五行和儒学结合起来，建立了"天人感应""大一统"学说。儒学由此逐渐成为中国社会正统思想，"仁者爱人"思想取代黄老思想成为医学领域的主导思想。

（三）医学背景

秦汉时期，秦始皇和汉武帝都追求长生不死，其尊崇方士，鼓励研制长生不老药，秦始皇曾多次派方士求长生不老药，这在客观上也促进了医药研究。自秦朝开始，政府加强了对医学的管理，医学知识广泛传播，传播方式更加多样，民间的医家逐渐增多。这些民间医家多以个体行医方式为主，构成了传统医家队伍的主体。

东汉末年，宦官和外戚轮流专权，加深了社会的矛盾，由于统治阶级的残暴和压榨，东汉末年爆发了黄巾起义。战争造成大量人口死亡，生产遭受严重的破坏，疾病和饥饿也使得瘟疫迅速流行，诸多医家在拯救病人、救死扶伤的同时也著书立说。张仲景就是因家乡疫病流行，家人多死于伤寒病而学医，并广泛收集医方，写出了传世巨著《伤寒杂病论》。这些情况都促进了医学的发展。

秦汉时期，疾病的预防和卫生设施的完善较以前有很大进步。在疾病的预防方面，注重水源卫生；治疗传染病人时，注重隔离治疗；在卫生设施方面，秦时注重疏通沟渠，并建有下水道等设施。在汉武帝时期，已使用唾壶，即痰盂。1972 年 11 月，在甘肃武威旱滩坡发掘的汉墓中，共有 92 枚手写医药简牍，初名《武威汉代医简》，后因简牍中有"治百病方"的字样而改名为《治百病方》，其内容相当广泛，包括内、外、妇、儿、五官各科的疾病，所载药物近百种，还有针灸、药忌和药价等方面的内容，是对当时医家行医、用药经验的总结，也反映了秦汉时期的医药水平。

二、医德思想的形成

国家的统一和思想文化生活的日益丰富，加快了医学的发展，同时也加快了医学道德体系的形成。这一时期，一方面出现了医学思想与医德思想相互渗透的情形，即医学思想中有医德思想，医德思想中有医学思想。另一方面，也出现了两种医德的区分，即官方医德倾向与实践和民间医家医德意识与实践，在表现形式上以医德故事、医学理论与医德言论以及神话传说为主。

医学的目的是医学道德中的首要问题。救死扶伤、治病救人是医学的目的，张仲景在《伤寒杂病论》中明确提出："精究方术"是为了"上以疗君亲之疾，下以救贫贱之厄，中以保身长全，以养其生"，就是说，医学的目的是治病救人。并且，张仲景呼吁以"爱人知人"的精神，专注医学，精究方术。严谨与广博的知识也是医德的重要内容，严谨是指医生对待医学和医术严肃谨慎的品德，同时，才高识广才能应对疾病千变万化的发展。拙劣的医生违背医理去治病，会把轻病治成重病，也能把可以救活的病人治死。

道家思想对秦汉医学和医德的发展产生了一定的影响。《吕氏春秋》和《淮南子》中的医学，实际上就是道家之医，主要讲清心寡欲的养生之道。战国时期的道家学说发展到秦汉时期更倾向于向宗教迷信的方向发展，如东汉末年张道陵尊老子为教祖，奉《老子五千文》（即《道德经》）为最高经典，创立"五斗米道"，用符水咒法为人治病，传道信徒众多。道家对自身生命的重视远超儒家，其将重视人的生命看作人生的第一要义，这种高度重视生命的思想对医德的形成产生了积极影响。救死扶伤是医生的神圣职责，医生要重视生命、珍爱生命。深受道家文化影响的《黄帝内经》就明确提出"天覆地载，万物悉备，莫贵于人"，即医生最基本的道德要求是重视人的生命，医生要医术精湛，医德高尚。

儒家的"仁爱"思想对秦汉的医学影响极大。两千多年来，古代医家一直把医学称为"仁术"。儒家认为人性的本质是"仁心"，是德性生命。传统医家以社会之仁作为人生价值的追求，并且融合儒家对人、人性的认识和理解，这对传统医德的塑造产生了更深层面的作用。这主要体现在传统医家通过对"圣人之心"的论说表达对人的理解，《古今医统大全》载"医以活人为心，故曰，医乃仁术"，《医学术是》载"夫医乃仁术，君子寄之以行其不忍之心"。由此可见，"医乃仁术"是传统医家对医学最根本的认识。医德与医家是分不开的，汉代张仲景提倡的"爱人知人，爱身知己"也反映了"仁"的思想的行医目的，在实践中也表现了儒家的道德特征。可见，医德乃医家之灵魂，医德不仅存在于医书中，而且体现于医疗实践之中。汉代医家辈出，华佗、张仲景、淳于意、董奉、郭玉、苏耽、壶公、韩康等，他们在医疗实践中的道德表现，均反映了这一时期医学和医德的水平和特点。

三、医家情操

我们对中国传统医德的研究主要依据的是著名的医学家的言和行来进行，

这些人都具有较高的学识，因此，我们用"医家"来尊称古代的医生。医家是医事活动的主体，医家的情操是医事道德思想的主要内容。医家从医的医事动机反映了传统医家的人生价值。医事动机是传统医家从事医事活动的初心，体现了传统医家的价值追求，我们可以通过医事动机更深入地了解传统医家的价值观念和道德世界。

受道家思想影响的医家，在从医过程中抱有"修道成仙、长生积德"的追求。其中，修道成仙代表着他们最终的价值追求，而长生与积德则是为了修道成仙而在从医过程中所体现的直接的价值追求。除了追求长生，积德也是促使传统医家研究医学、精进医术的重要因素。《老子想尔注》被奉为道教经典，其中明确指出"道人宁施人，勿为人所施"。行医治病是具有"施人"作用的，据此，研习医术方药的意义在道教里备受重视，掌握医术一方面可以自疗以保护生命，另一方面还可以凭借这种能力"施人"，为人诊病施药，以此积德。

"医乃仁术"的"医"就是指医事，包含了医家的医事技术，即医术，反映了医家医事行为的社会化和职业化。"医乃仁术"是对医事的认识，即医事的本质是仁心的实践。"医乃仁术"的观念反映了传统医家将医事和仁心相关联的特点，不能仅将之等同于现代意义上的医生的职业道德。在传统医家观念中，仁心、人性是医事活动的内在依据，医事活动则是仁心、人性的外在表现，是仁心、人性的具体实践和落实。同时，这也体现在医德与人性之间的关联上，传统医家认为，只有以仁心从事医事活动，才能使人感受"心安"。因此，古代医家认为行医是行仁，进而提出了悬壶济世、知医为孝的言论，认为医家需要具备严谨的治学精神，谦虚谨慎的作风和高尚的气节；对待病患要以礼相待、心存关爱。行医要遵循生命至重、一视同仁、重义轻利等原则，在诊治疾病的过程中需审慎而得当。

传统医家将医事与广泛的道德实践联系起来，这充分反映了行医积德的价值追求。张仲景继承《黄帝内经》《难经》的学术思想，总结丰富的临床经验，撰成《伤寒杂病论》，正是他看到伤寒对人民健康的严重危害，带着崇高的社会责任感精研医学的成果。《伤寒杂病论》奠定了理、法、方、药的理论基础，对祖国医学的发展产生了极其深远的影响。由于张仲景治学严谨，他的学说经历了一千多年的锤炼和临床验证，至今依然保持着强大的生命力，有效地指导了中医临床和中西医结合的研究和实践。

由于医事活动被视为实现自身价值的活动，生命价值观就成为医德的重要指导，对医家道德、医术道德和医患伦理均产生了直接而重要的影响。传统的生命价值观也因此成为中国传统医德理论基础的重要内容。

　　医德修养是医家必须具备的道德品质，也是医家道德的集中体现。传统医家认为道德修养具有十分重要的作用，直接关系到能否学医、能否掌握医学知识。历史上很多名医在收徒授业时，首先要考察的就是学生的德行。根据"医乃仁术"的观念，中国传统医德以仁心为基础，展开对医德的要求，由此医家通常被认为应具备仁、智、廉、不欺的道德修养。"仁"是最重要的医德，作为医家，是否具备"仁心"，会直接影响到行医治病。而对"智"的修养，也十分看重，《黄帝内经》就指出学医需要"上知天文，下知地理，中知人事"，这是为医必须掌握的知识和技能，这些知识和技能的掌握需要依靠"智"来获得。医学理论广博深奥，学医者不仅需要有天生的智慧来学习，还需要后天不断的努力，甚至于艰苦卓绝的付出，要想学有所成，就必须"勤求古训，博采众方"，先天的资质和后天的努力都是"智"的品质。作为医家，在治病救人的同时也获得了极大的利益，为了避免医家把行医当成盈利的途径，古代医家都强调"廉"的品质，秦汉时期的很多医家都表现了"廉"的高尚品质，统治阶级有病要治，被统治阶级有病也要治。当时劳动人民的生活条件差，环境恶劣，治病可付报酬少，甚至有些人无钱治病，因此，有时医者治病不仅收不到报酬甚至还要补贴病人，没有"廉"的道德品质是做不到的。例如西汉时期的著名医家淳于意，自幼热爱医学，为使自己专志医术，不营家产，长期行医民间，常常以病患家为家，热情地为老百姓治病，对封建王侯却不肯趋承，赵王、胶西王等诸侯王曾召他做宫廷医生，他都一一谢绝，后其因拒绝为朱门高第出诊治病，被富豪权贵罗织罪名，送京都长安论罪，被判处肉刑，幸亏其幼女淳于缇萦随父到京都，上书汉文帝，痛陈父亲廉平无罪，文帝才宽免了淳于意，且废除了肉刑。

　　医者的"不自欺"和"不欺人"体现了"不欺"的道德品质，使得其在医药学知识还未普及的秦汉时期，成为绝对的知识权威，患者在某种程度上是完全被动的、完全信任医家的，医家在诊脉、辨病、用药等各个环节必须实事求是，杜绝任何形式的欺骗，因为对病情是否真正辨明，所开药方是否合乎病症，完全依赖医家的内心，病患只能听之任之。因此，医家反对任何形式的欺骗和滥用药物行为，并且要保持谦虚谨慎的精神，不张扬，不骄傲。淳于意就是这样的医家，其虽然医术高明，诊病能"决生死"，但他并不自大吹嘘，汉文帝曾问淳于意："诊病决生死，能全无失乎？"淳于意恳切地回答："时时失之，臣意不能全也。"此外，淳于意还如实地记载自己在行医过程中没有治好的病例，这些都体现了淳于意谦虚、谨慎、不欺的道德品质。

四、医术道德

医术是古代中国流传的一种哲学思想。在《素问·上古天真论》中就有关于中国医术的描述："恬淡虚无，真气从之；精神内守，病安从来……呼吸精气，独立守神，肌肉若一。"这里所讲的"虚无"是指大自然，"若一"是指大自然与人的融合。医术道德是中国传统医德的重要组成部分，从一个侧面深刻地反映出中国传统医德的整体特征。

传统医家对医术的认识，最重要的表现就是"医乃仁术"，前面指出，"医"指医事活动，"仁"指仁心，"术"指行医的方法。医术是医事活动的手段和技艺，为医事服务，受医事指导，而医事以仁心为指导，所以医术必须由仁心而发，医术的道德由此发挥作用。《汉书·艺文志》指出："方技者，皆生生之具，王官之一守也。"方伎是使生命存续的方法，里面包括了医术，掌握了方伎就可以掌握生生不息的规律。掌握方伎的人可以在朝廷中担任相关的官职，像岐伯掌握了这种技能，下至小病、上至治国都能够游刃有余。传统医家发挥医术道德是一以贯之的，这在医家投身医学及从医实践中均有体现，正因医家重视医术道德，才使得医家的社会地位得以提升。

汉武帝在统治上采纳董仲舒"罢黜百家，独尊儒术"的思想，在医德方面确立了以"仁者爱人"的人道主义理念来主导医学的发展。医家对医术的认识，除了发挥其"爱人"的一面之外，还强调其维护个人生命的一面。张仲景就主张将医术的爱人和维护生命两个方面结合起来，他在《伤寒杂病论》中强调医生要具有"精究方术"与"爱人知人"的精神，应当"勤求古训，博采众方"；强调严肃认真的态度，"上以疗君亲之疾，下以救贫贱之厄，中以保身长全，以养其生"；医病不能"按寸不及尺，握手不及足"；反对那种"孜孜汲汲，唯名利是务"的居世之士，强调广博精神的知识；"自非才高识妙，岂能探其理致哉"。医生就是运用医术来实现道德追求的，没有医术，医德就无法实现；没有医德，医术就沦为恶才；医生如果有医德而无医术，那么无医术的状态就只是暂时的，如果能竭力补学，从医小心谨慎，还不致到杀人的地步；但如果医德有问题，即便医术精到，也可能会欺骗病人，危害是无穷无尽的。由此可见，医德和医术相比较，医德更为重要。

医学价值体现在以术济人之事上，良好的医德需要精湛的医术为载体，因此，历代医家都十分看重以"精术"作为"立德"的基础。秦汉时期的淳于意、张仲景、华佗在医学上都有重大成就：淳于意是我国病历的首创者，其自幼热爱医学，拜师公乘阳庆，刻苦学习，师满三年后，为人治病能"决断死生";张仲景的《伤寒杂病论》不仅功在当时,并且泽及后代,对我国医学发展有重大贡献,而且传到日本、朝鲜、越南等国,张仲景也被尊称为"医中之圣",这与他的"勤求古训,博采众方"是分不开的;华佗发明了麻沸散,即麻醉药,据传,他还曾成功进行了腹部外科手术,被人誉为外科鼻祖。医德与医术是相辅相成的,德中有术,术中有德,两者相融一体。德是术的前提,术是德的实践,古代医家实现道德上的自我价值追求,必然倾心医学,精进医术。

随着医事活动的出现,相关的医术评价也相继产生。《黄帝内经》指出"病为本,工为标",所表达的就是医事活动重要的不是技术含量的难度和高度,而在于服务生命时所表现出的有用性。这一评价也揭示了在医事活动中,作为主体的医家在面对作为客体的患者时,其意识和观念里不应该把患者当成实验对象,去追求医学知识的增长和医学经验的积累,而应当把患者当作服务的对象和行医的目的来对待,把为患者服务作为追求的目的,以此来指导医术的运用。这种主张深刻地反映了古代医德中医术以生命为本的精神实质。

医术的规范也十分重要,《黄帝内经》是中医学中十分权威的著作,提出了许多医术规范,这些规范在医学史上一直得以延续和发展,成为最重要的医术规范指导。《素问·阴阳应象大论》提到"治病必求于本",意思就是说治病就是要根据阴阳之道,运用医学的方法使生命恢复原本的平衡,达到心怡体康的目的。从医术规范的角度来看,医生给病人治病的最终目标是为了让病人恢复其生命体原有的状态,因此,在医术使用过程中,医家不是为了追求医术的熟练和精到,而是为了更好地服务于生命体,故患者才是行医过程的本体,为患者服务才是医术的服务宗旨。《黄帝内经》也对医家在诊治疾病时的心理状态作出了具体的规定,对医生给病人切脉提出了详细的要求。《素问·脉要精微论》有"诊法常以平旦"之说,就是说在诊治病人时要保持平旦之气,心平气和才能真切地诊断病人的脉象,才能辨明病人的病情,心浮气躁是做不到的,良好的精神和心理状态才能保证诊断的正确,制定适当的治疗方案,以达到有效的治疗目的。

"工欲善其事,必先利其器"。医学的根本任务在于救人,而救人必须以精湛的医术为前提和基础,良好的医德亦必须以精湛的医术为载体。因此,医家无不重视把"精术"作为"立德"的根本和基础,把医学看作"生人之术",它"至精至微""性命攸关",要实现"仁爱救人,济世活人"的事业理想,必须得依赖高超的医术。

五、医德内涵

在中国历史上，医生是最早独立的职业之一，在周代就已出现，到秦汉时期，医事组织已相当完备。传统医家受到儒家、道家、佛家思想的影响，故传统医德具有特色鲜明、内涵丰富的理念。

（一）行医仁爱，赤诚济世

受儒家思想"仁"的影响，医家形成了"行医仁爱"的医德理念。"仁"的实质即为爱，是普遍的生命关怀，医家要爱护人的生命，关注人的健康，尊重人的人格，以济世为怀，行医治病就是施仁爱于他人。"行医仁爱"是中国传统医德的基本原则和核心，是古代医家对医学事业及个人社会责任的认知和实践，也是医德最高境界的体现。

（二）不分贵贱，一视同仁

在为病人诊治时，以什么样的态度和观念对待患者是医德中的关键内容。"不分贵贱，一视同仁"要求对待病人要一视同仁，不因身份、财产、亲疏而区别对待。传统医家身体力行，把平等待人、一视同仁的行医规范贯穿于自己行医的实践之中，对后世医德的形成具有深远的影响。两汉时期的淳于意、张仲景、华佗对待病人均是不分贵贱，普同一等的。

（三）至精至微，博集医源

治病救人需要精湛的医术作为前提和基础，好学、精术、做一个对世人有用的医生是传统医家的共识。张仲景的医术很高明，但他认为自己并非天才，而是通过后天的努力来掌握方术的，即"勤求古训，博采众方"，正如其所言："自非才高识妙，岂能探其理至哉。"历代名医，无一不博览医书，刻苦钻研医术，并在行医实践中不断提升自己的医疗水平和医学技能。由此可见，秦汉时期医家对自身的技术要求是很高的，必须精通医理。博采众方、精研医术也成为历代医家毕生坚持的医德理念。

（四）重义轻利，淡泊名利

重义轻利是孟子性善论所提倡的一种价值观念，也是儒家经典伦理思想之一。传统医家在义与利的问题上，深受儒家重义轻利价值观的影响，主张"医者救人心，做不谋生计"，即医家要怀着救人于苦难的理想，把金钱和名利的得失置之于外，强调以义为先、以廉为荣。东汉名医张仲景强调医生必须时刻为患者着想，他在《伤寒杂病论》序言中就批评当时社会上热衷于功名利禄的医家，反对"竞逐荣势，企踵权豪，孜孜汲汲，唯名利是务"，他自己也身体力行，躬先表率。

（五）同道互尊，以和为贵

在医事活动中，医疗实践活动中的人际关系除了医患关系外，还有同道关系。如何处理同道关系，不仅会影响到病人的利益，也反映了医家个人的品德修养，因此，古代医家对此非常重视。古代医家吸纳了儒家"己所不欲，勿施于人"的思想，医者认为对待同行要互敬互爱，相互学习，相互帮助，取长补短，共同提高；做事要谦虚谨慎，不抬高自己而贬低别人。由此，形成了同道互尊，以和为贵的医德理念。

（六）依礼行医，纯良端正

在行医过程中，以礼相待也体现了医家的医德品质，《黄帝内经·灵枢》就强调医生要"入国问俗，入家问讳，上堂问礼，临病人问所便"，并且主张对待患者要"举乃和柔，无自妄尊"，要求医家在与患者交往时要保持自觉的尊重态度。对病人尊重，还涉及病人家庭的隐私问题，由于某些疾病具有特殊的致病原因、病人具有特殊的身体情况或不良的生活习惯等，出于诊治的需要，这些信息需要医家从病人本身或其家人获取，而这些信息病人是不愿意让旁人知晓的，因而，医家需要为病人的隐私保密，这也是医家尊重患者的一个重要方面，古代医家对此十分重视，彰显了医家纯良端正的医德品质。

六、医患伦理

古代医家遵循重义轻利的行医原则，医家在向患者收取酬劳方面，就持"任其所酬"的态度，就是说医家在行医中，医患关系并不是以经济为主，而是依靠道德标准来指导。"医乃仁术"即古代医家从医实践的道德观念，医家要"仁爱救人"，以救人为中心，同情关爱患者，尽心尽力救治病人。在传统医德思想中，医患伦理的关系应该是救助者与被救助者的关系，医者行医具有"善"的本性，"人命至重，有贵千金，一方济之，德逾于此"。可见仁爱的伦理思想，贯穿于中国传统医德修养之中。

儒家思想在封建社会的统治地位，决定了历代医家必须崇尚儒学，方可为医。许多儒医把行医为善作为其实现自我价值和社会价值的途径。儒家"穷则独善其身，达则兼济天下"的思想，为古时历代文人所信奉，当儒家知识分子在政治上受到不公正待遇，不能为国家服务时，一些人便隐于医林，通过行医施药来济世救人，实现自我价值。医患关系模式也深受儒家思想的影响，医家基于内在自觉的仁心，追求道德人格的实现，并将这一人生理想的实现融入到行医的过程之中，将能够治病、"起死回生"看成是仁者的功德，认为这是"成己"，即实现内在道德性。与此同时，"起死回生"无疑也是"成人"，即实现患者的利益。这样，成己借助于成人，成人实现着成己，在治病这件事情上，二者达成了成人与成己的一致。所以，医患之间存在着成人与成己的高度统一性，这是古代医患伦理的精神实质。

秦汉时期，《黄帝内经》的医德思想广为医家接受，"仁爱"的理想人格、重义轻利的价值观念，对古代医家产生了深刻的影响。西汉名医淳于意医术高明，喜欢游历民间，为民治病，为此常常得罪官府。同样，华佗不愿只为曹操治病，甘愿流落民间为民治病，之后，人民就把敬爱的医生尊为"华佗再世"。还有三国时期的医家董奉，"奉居山，不种田，日为人治病，亦不取钱。重病愈者，使栽杏五株，轻者一株。如此数年，计得十万余株，郁然成林……奉每年货杏得谷，旋以赈救贫乏，供给行旅不逮者，岁二万余斛。"从此，"杏林春暖"成为赞美医生美德的成语。

此外，在诊治疾病的过程中，中国传统医德是十分重视医患沟通的，因为沟通的作用十分重要，贯穿在医患交往始终，沟通不仅是获取各方面信息、对病人进行了解的途径，也是医生有效引导、调控病患精神和心理的途径，良好的沟通能反映出医生的知识能力和伦理素养，也会让医患和谐互动，使疾病得到有效诊治。

第二节　代表医家及其医德思想

一、华佗

（一）人物生平

华佗，东汉末年著名医学家，字元化，一名旉，沛国谯（今安徽亳州）人，华佗与董奉、张仲景被并称为"建安三神医"。他是中国古代四大名医之一，被后人称为"外科圣手""外科鼻祖"，相传是中国最早开始进行全身麻醉外科手术的医生。少时曾在外游学，钻研医术而不求仕途，医术全面，尤其擅长外科，精于手术，精通内、妇、儿、针灸各科，特点是用药少，一般只用几味药而已，执药随手抓出，不用称重；针灸也只是针一、二处。他的行医足迹遍及安徽、河南、山东、江苏等地，《华佗别传》称他曾用"麻沸散"使病人麻醉后实施剖腹手术，这是世界医学史上应用全身麻醉进行手术治疗的最早记载。他又仿虎、鹿、熊、猿、鸟等禽兽的动态创作了被称为"五禽之戏"的体操，教导人民强身健体。后其因不服曹操征召被杀，著有《青囊书》《枕中灸刺经》等多部作品，可惜均已失传。

（二）医术品德

华佗生活的时代，是在东汉末年三国初期。那时，军阀混战，水旱成灾，疫病流行，人民处于水深火热之中。目睹民间种种疾苦，华佗非常痛恨作恶多端的封建豪强，十分同情受压迫、受剥削的劳动人民。为此，他不愿做官，宁愿奔波民间，为人民治病解难。华佗看病不受症状表象所惑，他用药精简，深谙身心交互为用；并重视预防保健，"治人于未病"，观察自然生态，教人调息并使其与自然达成和谐。但其对于病入膏肓的患者，则不加针药，坦然相告。

华佗不求名利，不慕富贵，使他得以集中精力于医药的研究上。《后汉书·华佗传》说他"兼通数经""晓养性之术"，尤其"精于方药"，人们称他为"神医"。他曾把自己丰富的医疗经验整理成一部医学著作，名曰《青囊书》，可惜没能流传下来。华佗能批判地继承前人的学术成果，在总结前人经验的基础上，创立新的学说。同时，华佗对同时代的张仲景的学说也有深入的研究，他读到张仲景著的《伤寒杂病论》第十卷时，高兴地说："此真活人书也。"可见张仲景的学说对华佗的影响很大。华佗循着前人开辟的途径，脚踏实地开创新的天地，例如当时他就发明了体外挤压心脏法和口对口人工呼吸；其最突出的成就应数麻醉术——酒服麻沸散的发明，以及体育疗法"五禽之戏"的创造。利用某些具有麻醉性能的药品作为麻醉剂，在华佗之前就有人使用，不过，他们或用于战争，或用于暗杀，或用于执弄，真正用于动手术治病的却没有。华佗总结了这方面的经验，又观察了人醉酒时的沉睡状态，发明了酒服麻沸散的麻醉术，将其正式用于医学，从而大大地提高了外科手术的技术和疗效，并扩大了手术治疗的范围。

（三）医疗典故

在罗贯中的《三国演义》中，有一段华佗为关羽刮骨疗毒的描写，讲的是关羽在襄阳之战时右臂为魏军毒箭所伤，后来，伤口渐渐肿大，十分疼痛，不能动弹。华佗为关羽剖臂刮骨，去除骨上剧毒，而关羽神色不变，尚在与人下棋。这个故事不仅颂扬了关羽之神勇、有毅力、能忍耐，也反映了神医华佗的医技高明，博得人们的称赞和敬佩。这是于《三国演义》和湖北《襄阳府志》上记载、在民间广为流传的一个依托部分事实虚构的故事。关羽虽然曾刮骨疗伤，但是华佗早已在几年前死去。

此外，华佗善于应用心理疗法治病，有一郡守得了重病，华佗去看他。郡守让华佗为他诊治，华佗对郡守的儿子说："你父亲的病和一般的病不同，有淤血在他的腹中，应激怒他让他把淤血吐出来，这样就能治好他的病，不然就没命了。你能把你父亲平时所做的错事都告诉我吗？我传信斥责他。"郡守的儿子说："如果能治好父亲的病，有什么不能说的？"于是，他把父亲长期以来所做不合常理的事情，全都告诉了华佗。华佗写了一封痛斥郡守的信留下，郡守看信后，大怒，派人捉拿华佗，但没捉到，郡守盛怒之下，吐出很多黑血，他的病就好了。

还有关于曹操头风病的典故。华佗由于治学得法，医术迅速提高，闻名遐迩。正当华佗热心在民间奉献自己的精湛医术时，崛起于中原动乱中的曹操，闻而相召。原来曹操早年得了一种头风病，中年以后，日益严重。每发，心乱目眩，头痛难忍，诸医施治，疗效甚微。华佗应召前来诊视后，在曹操胸椎部的膈俞穴进针，片刻便使其脑清目明，疼痛立止。曹操十分高兴，但华佗却如实相告："您的病，乃脑部痼疾，近期难于根除，须长期攻治，逐步缓解，以求延长寿命。"曹操听后，以为华佗故弄玄虚，因而心中不悦，只是未形于色。后曹操患头痛几次三番派人去请华佗，华佗都借故不来，曹操一怒之下杀了华佗。华佗临死前，将一卷医书转交狱卒，希望能将自己毕生诊病的经验流传后世以造福后人，但遗憾的是狱卒因怯懦而焚之，故失传。

（四）后世评价

《三国志》评曰："华佗之医诊，杜夔之声乐，朱建平之相术，周宣之相梦，管辂之术筮，诚皆玄妙之殊巧，非常之绝技矣。昔史迁著扁鹊、仓公、日者之传，所以广异闻而表奇事也。故存录云尔。"《后汉书》记载荀彧曾为华佗求情："佗方术实工，人命所悬，宜加全宥。"

华佗是中国医学史上为数不多的杰出外科医生之一，以解救百姓于水火为己任，社会责任感使他义无反顾地行医救人，不畏权贵，更耻于做官。高超的医术和高尚的医德使他深受百姓追捧，被誉为"神医"。他善用麻醉、针灸等方法，替病人着想，有尊重病人意见的医德品质。在养身之道方面，华佗发明"五禽之戏"，以提高人们未病防治的意识。华佗的不畏权贵、重义轻利、淡泊名利、精专医术、大胆创新的品质，以及死前也不忘将毕生从医经验传给后世、造福后人的精神，都是良好医德品质的体现。

二、淳于意

（一）人物生平

淳于意，西汉初齐临淄（今山东淄博）人，姓淳于，名意，因做过齐太仓长，管理都城的仓库，故又称仓公。淳于意精医道，辨证审脉，治病多验。曾从公孙光学医，并从公乘阳庆学黄帝、扁鹊脉书。后因故获罪当刑，其女淳于缇萦上书汉文帝，愿以身代罪，得免。淳于意为使自己专志医术，辞去官职，不营家产，长期行医民间，他诊断疾病，注意详细记录病案，并将典型病例进行整理，由此出现了中国医学史上第一部医案——《诊籍》。因其精湛的医术、高尚的医德和在医学史上开创性的贡献，司马迁专门在《史记》中为其立传，还专门记载了他的二十五例医案，即"诊籍"，这是中国现存最早的病史记录。

淳于意不仅是一个著名的医学家，而且是一位热心传播医学知识的教育家，他广收弟子，精心传教。据《史记·扁鹊仓公列传》记载，他的弟子就有宋邑（临淄人）、冯信（临淄人）、唐安（临淄人）、高期、王禹、杜信等6人，是文献记载中秦汉时期带徒最多的一位医家。

（二）医疗典故

淳于意家境贫寒，少时就喜读医书，可为人治病之初，却没有疗效。于是他拜淄川的名医公孙光为师，公孙光非常喜欢淳于意的谦虚好学，很器重他，就把自己的精方、妙方全部传授给他。不久，公孙光就发现他已没什么可教淳于意的了，他预言淳于意将来一定是国医。为了能让淳于意继续深造，公孙光又推荐他去拜公乘阳庆为师。70余岁的公乘阳庆也非常欣赏淳于意的质朴上进，便将自己所藏的所有秘籍、古方一一讲解给他。淳于意出师后的第二年，开始挂牌行医，三年后，成为著名的医生。淳于意苦读经典医书，可以随意背诵，但诊病时，则视病人的实际情况，不生搬硬套、断章取义。齐王身边一名叫遂的保健医生，得病后服用自炼的五石散，病情加重了，于是请来淳于意。淳于意仔细审察他的脉象后说："你得的是内热，药石是药中刚猛之品，服后会导致小便不通而加重病情，千万不要再服。"遂不以为然，并举例反驳说："扁鹊曾言，'阴石以治阴病，阳石以治阳病。'"淳于意莞尔一笑："你说的话，不无道理，扁鹊虽这样说过，但治病必须详细诊察病情，医理医法，参考患者的体质、嗜好、病情用药，才能药到病除。"并预言，照此下去，不久就会发痈。果然，百余天后，遂乳上发痈，不治而死。这充分体现了淳于意"活读书"、临证变通的作风。

淳于意针对病人的病情，不仅采用药物治疗，还广泛运用各种物理疗法及针灸术。菑川王病了，淳于意前去诊脉。菑川王的病是因为菑川王洗头后发未干即入睡，受风而引起的头痛、身热、肢痛、烦闷，相当于今天的风寒感冒。淳于意立即用冰水敷菑川王的额头，帮助降温，并针刺足阳明经的厉兑、陷谷、丰隆三穴，以散肌表之热，病立刻就好了。物理降温，用冰袋或冷毛巾敷额或用酒精擦浴，是现代高热病人常用的降温方法，但在2000多年前的汉朝，不啻是一发明创造。

淳于意在获刑又被赦免后，专心行医，针药并用，疗效显著。但在长期的行医过程中，他也深深感到：病人的病情和特征，如果没有记录而仅靠医生的记忆，若医生记忆不准，就会影响治疗效果，给病人带来麻烦。经过长期的摸索和实践，淳于意想到了一个好办法，在就医中，他把病人的姓名、年龄、性别、职业、籍贯、病状、病名，以及诊断、病因、治疗日期、疗效、愈后等一一详细记录下来，同时，把治愈的和死亡的病例也详细记录。淳于意把这种记录称为"诊籍"。"诊籍"不仅大大提高了治疗效果，而且还无意地保存了他的部分医疗学术思想，这对我国中医理论的传承和弘扬大有裨益。《史记·扁鹊仓公列传》共记载了他的25例完整的医案。后来，不少医生仿效他的做法，"诊籍"也就逐渐演变成我们今天所见的"病历"，淳于意也理所当然地成了中医病历的创始人。

根据"诊籍"记录，可以看到淳于意行医的足迹遍及山东，曾为济北王、齐王、齐王的孙子，齐国的中御府长、郎中令、中尉、侍御史、中大夫，以及齐王的侍医等多人诊治过疾病。当齐王刘将庐为阳虚侯时，淳于意为其治愈了关节炎一类疾病，并为安陵（今咸阳东北）阪里的项处诊治疝病。由此可见，淳于意诊治过的病人非常之多。所谓医者圣人心，在淳于意眼里，病人只有疾病的不同，没有身份贵贱的差异。

（三）医术品德

在多年、多地区的行医中，淳于意像扁鹊一样，把他的医学思想、医学经验、医术广泛传授给他人，而没有按照他的两个老师公孙光和公乘阳庆提出的"毋以教人"的要求，把医术的传授限定在神秘而狭小的范围内。他广收弟子，因材施教，培养了宋邑、高期、王禹、冯信、杜信、唐安以及齐丞相府的宦者平等人，是文献记载中秦汉时期带徒最多的一位医家，是一位热心传播医学的教育家。

难能可贵的是，作为医学圣手，淳于意并没有夸大自己和医者的作用，而能实事求是地承认自己还有不足和医生的局限性。他在应答朝廷"诊病决死生，能全无失乎"的诏问中，坦白表示自己："败逆者不可治，其顺者乃治之……臣意不能全也。"即有些疾病，医家也是无能为力的。

医圣张仲景给淳于意以极高的评价，在《伤寒杂病论》序文中写道："上古有神农、黄帝、岐伯、雷公、少俞、少师、仲文；中古有长桑、扁鹊；汉有公乘阳庆及仓公；下此以往，未之闻也。"把他与黄帝、扁鹊等人相提并论。

三、张仲景

（一）人物生平

张仲景，名机，字仲景，东汉南阳涅阳县（今河南省邓州市穰东镇张寨村）人。东汉末年著名医学家，被后人尊称为"医圣"，是我国历史上最杰出的医学家之一。其传世巨著《伤寒杂病论》确立了六经辨证论治原则，是中医临床的基本原则，是中医的灵魂所在，也是后学者研习中医必备的经典著作。

张仲景生活的东汉时代极为动荡，统治阶级内部出现了外戚、士大夫与宦官相互争斗残杀的"党锢之祸"，军阀、豪强也为争霸中原而大动干戈，农民起义的烽火更是此起彼伏，一时间战乱频频。百姓为避战乱而相继逃亡，流离失所，死于流离途中者不计其数。张仲景的家族本来是个大族，人口多达二百余人，自从建安初年以来，不到十年，有三分之二的人因患疫症而死亡，其中死于伤寒者竟占十分之七。面对瘟疫的肆虐，统治者的腐败将百姓推入水深火热之中，张仲景内心十分悲愤。对此，张仲景痛下决心，潜心研究伤寒病的诊治，一定要制服伤寒症这个瘟神。他行医游历各地，亲眼看见了各种疫病流行对百姓造成的严重后果，也借此将自己多年对伤寒症的研究付诸实践，进一步丰富了自己的经验，提高了理性认识，经过数十年的努力，终于写成了一部名为《伤寒杂病论》的不朽之作。

伤寒是外感急性热病的总称，《素问·热论》说："今夫热者，皆伤寒之类也。"张仲景基于此说而发展，他以六经为纲，剖析了伤寒病各个阶段的病机、病位、病性，创立了伤寒病的六经辨证体系。对于各科杂病，张仲景以脏腑经络为枢机，缕析条辨，开后世脏腑辨证之先河。《伤寒杂病论》与《金匮要略》二书共载方剂 269 首，用药 214 种，对药物的加工与使用、方剂的配伍与变化都有很细致的阐述。张仲景对外感热病与杂病的认识和临证治疗的指导思想与方法，被后世概括为辨证论治体系，其在药剂学方面的成就，对后世医学的发展产生了巨大的影响。《伤寒杂病论》是集秦汉以来医药理论之大成，并广泛应用于医疗实践的专书，是我国医学史上影响最大的古典医著之一，也是我国第一部临床治疗学方面的巨著。

据史书记载，张仲景的著述除《伤寒杂病论》外，还有《辨伤寒》十卷，《评病药方》一卷，《疗妇人方》二卷，《五藏论》一卷，《口齿论》一卷，可惜都已散失不存。

（二）医疗典故

对病下药的故事。张仲景在医学上出了名，还虚心地为同行医病，不失时机地向别的医家学习。从前的一些医家，只把医术传给自己的子孙，一般都是不外传的。那时南阳有个名医叫沈槐，已经七十多岁了，还没有子女。他整天因后继无人而惆怅，饭吃不下，觉睡不着，慢慢忧虑成病了。当地的医家来给沈槐看病后都很为难，老先生的病，谁也看不好，越来越重了。张仲景知道后，就奔沈槐家来，张仲景察看了病情，确诊是忧虑成疾，马上开了一个药方，用五谷杂粮面各一斤，做成丸，外边涂上朱砂，叫病人食用。沈槐知道了，心里不觉好笑！他命家人把那五谷杂粮面做成的药丸，挂在屋檐下，逢人就指着这药丸把张仲景奚落一番。亲戚来看他时，他笑着说："看！这是张仲景给我开的药方。谁见过五谷杂粮能医病？笑话！笑话！"同行郎中来看他时，他笑着说："看！这是张仲景给我开的药方。我看了几十年病，听都没听说过，嘻嘻！嘻嘻！"他一心只想这件事可笑，把忧虑全抛脑后了，不知不觉地病就好了。

这时，张仲景来拜访他，说："恭喜先生的病好了！学生斗胆。"沈槐恍然大悟，又佩服、又惭愧。张仲景接着又说："先生，我们做医生的，就是为了给百姓造福，祛病延年。先生无子女，我们这些年轻人不都是你的子女吗？何愁后继无人？"沈槐听了，觉得很有道理，内心十分感动。从此，就把自己的医术全部传授给了张仲景和其他年轻的医生。

关于"堂"的来历。张仲景在任长沙太守期间，正值疫疠流行，许多贫苦百姓慕名前来求医。他毫无旧时的官老爷作风，对前来求医者总是热情接待，细心诊治，从不拒绝。开始时，他在处理完公务之后，在后堂或自己家中给人治病；后来，由于前来治病者越来越多，他应接不暇，于是干脆把诊所搬到了衙门大堂，公开坐堂应诊，首创了名医坐大堂的先例。他的这一举动，被传为千古佳话。

后来，人们为了纪念张仲景，便把坐在药店内治病的医生通称为"坐堂医"，也有医生把自己开设的药店取名为"××堂药店"，这就是中医药店称"堂"的来历。

（三）医术品德

张仲景本为士人，而能绝意宦途，精研医道，并鄙视那些"竞逐荣势，企踣权豪，孜孜汲汲，惟名利是务"的"居世之士"。他不仅以医术享誉于当时，且对医生的医德与医疗作风有相当严格的要求。他批评那些医德不修、医风不正的医生，"不念思求经旨，以演其所知，各承家技，始终顺旧，省病问疾，务在口给，相对斯须，便处汤药，按寸不及尺，握手不及足，人迎趺阳，三部不参，动数发息，不满五十，短期未知诀诊，九侯曾无仿佛，明堂阙庭，尽不见察。所谓窥管而已。"这些论述上承秦汉，下启晋唐，成为祖国医德思想的重要组成部分。

张仲景为人谦虚谨慎，提倡终身学习。他说过："孔子云，'生而知之者上，学则亚之。多闻博识，知之次也，余宿尚方术，请事斯语。"张仲景引用孔子的话，在于说明自己不是天才，只能靠刻苦努力学习来获得知识。他特别表明自己从青少年时期就热爱医学，并扎扎实实地按照孔子的话去做，因为医学没有止境，必须终身坚持学习，活到老、学到老。

张仲景还为后人树立了淳朴无华、勤恳踏实的学风。《伤寒杂病论》著述风格朴实简练，毫无浮辞空论，对后世中医著作影响甚大。他诊病和学习时遇到一丝一毫的疑问，即"考校以求验"，绝不放过，一定要弄清楚是怎么回事。

（四）后世评价

张仲景是我国历史上最杰出的医学家之一。他为我国的医学发展做出了重要的贡献，也促进了我国医学的发展。他的传世巨著《伤寒杂病论》所确立的辨证论治原则，是中医临床的基本原则，是中医的灵魂所在，该书也是后学者研习中医必备的经典著作。张仲景的医学理论对中国古代医学的发展和老百姓健康做出了巨大的贡献，也对现代医学研究有重大贡献。此外，他对东南亚各国的影响也很大，后人研究他的医理，敬仰他的医术和医德，称他为"医圣"。在河南省南阳市，人们为他修建了"医圣祠"，并修建了"张仲景纪念馆"，以纪念这位奠定中国中医治疗学基础的医学家。

四、郭玉

（一）人物生平

郭玉，东汉广汉郡（今四川广汉市）人，字直通，是汉和帝时最负盛名的医学家。少时从程高学医术，和帝时为太医丞，医道高明，兼重医德。

郭玉的师祖是一位具有传奇色彩的医学家，名叫涪翁。涪翁每天像姜子牙那样在涪江钓鱼，过着闲云野鹤的生活。涪翁深谙岐黄之术，是一位隐士医家，他善用针灸疗病，一针见效。涪翁还著有医书，如《针经》《诊脉法》（均已失传)。涪翁有一名出色的徒弟，名叫程高，郭玉就是程高的徒弟。郭玉在师傅的谆谆教导下，深得涪翁医道之精髓，精通诊脉和针灸。

（二）医术品德

东汉和帝时，郭玉担任太医丞，切脉诊病，诊断非常精准；为病人针灸治病，效果非常好。汉和帝感叹其医技高超，想要亲自检验一下郭玉的医术。于是，汉和帝把长得细腻的男人手腕和宫女的手腕放在一起，命人用布幔把郭玉的眼睛遮起来，让他诊脉，并询问患的是什么病。郭玉诊脉后判定不是一个人的脉象，并如实告知和帝，和帝听后对郭玉赞叹不已，认为郭玉的医术确是名不虚传。郭玉不仅医术高明，而且直言不讳、实事求是，这都是他良好医德品质的体现。

郭玉医术高超，对病人仁爱宽厚，不自大不骄傲，其言："虽贫贱斯养，必尽其心力。"但他在为达官贵人治病时，效果却欠佳，汉和帝为此亲探究竟。汉和帝让几个生病的达官贵人穿上穷人的衣服，打扮成穷苦百姓的模样找郭玉看病，结果郭玉一针就将其治愈了。汉和帝询问郭玉针灸效果差异的原因，他说："夫贵者处尊高以临臣，臣怀怖慑以承之，其为疗也，有四难焉：自用意而不任臣，一难也；将身不谨，二难也；骨节不强，不能使药，三难也；好逸恶劳，四难也。针有分寸，时有破漏，重以恐惧之心，加以裁慎之志，臣意且犹不尽，何有于病哉？"郭玉认为为达官贵人治疗效果不佳，医患双方都有原因，那些达官贵人养尊处优，好逸恶劳，体质较差，而医生用针有深浅，经常有超过深度和深度不够的情形，外加恐惧害怕的心理，还有审慎小心的做法。因此，医生在惶恐的心理下给达官贵人看病，医术不能很好地发挥，治疗效果不佳。和帝听后，啧啧称赞。郭玉的论述正确估计了存在于东汉王公贵族的生活和思想行为对疾病诊治的不良影响；同时也科学地揭示了医生诊治不同社会地位的患者时所存在的心理障碍。他是继扁鹊之后又一个对医疗的社会与心理有研究的医家。

郭玉的医术、医德和对针灸与诊法的贡献，为朝野所叹服，后死在官任上。

五、壶公

（一）人物生平

壶公，不知其姓名，又称玄壶子、悬壶翁。有记载说："壶公谢元，历阳人，卖药于市。不二价，治病皆愈。语人曰：服此药必吐某物，某日当愈，事无不效。日收钱数万，施市内贫乏饥冻者。"可见，壶公是一位身怀医技、乐善好施的隐士医家。由于他诊病卖药时常悬一壶作为医帜，所以人称壶公，民间传有关于他的许多神话故事。

（二）医疗典故

"悬壶"的典故出自南北朝范晔《后汉书》及晋代葛洪《神仙传》等书，记载了一个神奇的医家故事。说的是汝南郡地（今河南上蔡西南），有一位不知姓名的老翁，悬着一个壶在集市上卖药，百姓们都称他为壶公。壶公卖药的特点，就是"药不二价"，即不能还价；壶公看病配药后，常与病人交代"服此药必吐某物，某日当愈"。壶公药效神验，卖药也能日收数万钱，但他都将这些钱用于济施市中贫乏饥冻的人，自己只留下三五十钱。壶公常把一个空壶挂在屋顶上，卖药收市后，便跳入壶中休息，但集市上的人都不知道，只有费长房在楼上看见了。费长房对此很惊奇，认为壶公非寻常之人，于是前去拜望壶公，并恭敬地献上酒肉。壶公也知道费长房把自己当作神人，就约费长房明天再来。第二天，费长房又去拜望壶公，壶公便邀他一起入壶。费长房只见壶内宫廷华丽庄严，美酒佳肴满桌，二人畅饮尽兴而出。后来，费长房向壶公学习医道，跟着壶公隐居于山中，最终费长房将壶公的医术继承下来，在民间为广大群众治病。"悬壶"的故事也流传下来，"悬壶济世"也成为中国医学"医道仁术"的代名词，时至今日，医家开业，世人仍多以"悬壶之喜"为贺。

（三）医术品德

壶公是秦汉时期身怀精湛医技的隐士与名医。其飘忽不定的形象，不过是古代医家人格中特立独行的真实写照。壶公神奇的医术、"药不二价"的诚信品质以及乐善好施的仁心，都是他作为医家医德品质的体现。

六、苏耽

（一）人物生平

相传西汉末年有一人，姓苏，名耽，字子安。苏耽天资聪颖，五岁习文，七岁善剑，成年后精通天文地理，立志为天下人荡邪恶、扶正气。西汉末年正逢战乱，兵祸连年，民不聊生，瘟疫横行。苏耽壮志难酬，忧心如焚。他听说大苏山有一得道真仙隐居，道号朝阳真人，法力无边。他向母亲禀告后，便踏遍青山，寻师学艺去了。

（二）医疗典故

苏耽寻访朝阳真人，得到数枚丹药并带回家，按照真人指点化于水中给百姓服用，解除了瘟疫。此后，他为求学仙术，再次辞母离家，上山拜师。行前，他告诉母亲两年后县境内将有大瘟疫，嘱咐母亲教百姓种植橘树并凿井，用井水煮橘叶饮服，可以治疗疫病。其后，果然暴发瘟疫，八方蔓延。苏母用苏耽之法帮助百姓，瘟疫得以平息。后世因此传下了"橘井泉香"的典故。

后有传言称，苏耽在母亲去世后，为母亲守孝，有数十只黄鹤飞临苏门，苏耽在母亲坟前三拜之后，于门前岩石上跨上鹤背，升仙而去，只留下岩石上深深的足印，至今犹存。后来人们怀念苏耽，将此石称为"苏仙石"，并将大苏山上朝阳真人住过的洞府称为"朝阳洞"。

唐朝诗人王维《送方尊师归嵩山》诗曾写道："借问迎来双白鹤，已曾衡岳送苏耽。"

七、韩康

（一）人物生平

韩康，字伯休，一名恬休，京兆霸陵（今陕西西安）人，东汉民间医生。他出身望族，却不慕名利，致力于医药事业，采药于名山，卖药于长安市面，"口不二价，三十余年"。以此表明信誉为重，其所售药是货真价实的。

（二）医疗典故

韩康在市面卖药，从不二价，有女子从韩康那里买药时讨价还价，韩康守价不移，那女子生气地说："你不让价，难道你是韩伯休吗？"韩康感叹地说："我本想避名埋姓。今小女子都知道我的姓名，我还卖药做什么？"而后他便隐入霸陵山中了。

后来，朝廷知道韩康的学问和才气，授其以博士。汉恒帝派人持厚礼接他，使者捧诏书到韩康家中，他迫不得已才答应。但他不乘朝廷的车驾，而乘自己的牛车。他在天未亮时驾车先行，来到一个地方。亭长正动用人力和畜力来修路筑桥，见韩康这般模样，以为他是种田翁，就叫人夺下他的牛。后朝廷使者赶到，看见被夺牛者是韩康，欲处死这个亭长。韩康说这怪自己，不能怪亭长，并在途中向东逃入霸陵山中，后隐居而终。

韩康卖药从不二价，并且三十年如一日，这体现了其诚信不欺的医德品质；其不慕名利，不愿为封建统治者效劳的高尚品德也反映了他清廉本真的本性。

第三节　医学教育

秦朝的医学制度沿袭了春秋战国时期秦的蓝本，从国家到地方的医疗层次更加分明，制度更加严谨。医药之书不在"焚书"的范围内，这在保护医药、医者的同时，也向世人表明了国家对医药的重视。焚书坑儒促使更多儒家人士转行从医，客观上促进了医学的发展。西汉初期采取积极稳健的休养生息政策，使国家经济得到稳步发展，医学教育得到充分发展。

这一时期的医者通常经过官学或私学的学习，再经过察举制，使自己的才学得以被认可并发挥作用。汉代的很多官医都是从太学中产生的，太学是产生汉代官医的主要场所。但由于太学教育对象的限制，很多可造之才失去了受教育的机会，受教育的群体十分有限。私学在此时发挥了积极的补充、促进作用，使更多的人受到了教育，其中就包括医学教育，这使得医学事业的发展日趋完善。

本章小结

秦汉时期，国家的统一，意识形态的一致，加快了医学道德体系的形成，这一时期的医德状况主要反映在两个方面：一是官方医德的倾向与实践，二是医家医德的意识与实践。

秦汉时期还确立了人命至重、仁爱救人的医德原则；提出实现"仁爱救人"医德原则的诸多医德规范；提出"非其人勿教"的医德教育思想。

这一时期医学思想与医德思想相互渗透，即医学思想中有医德思想，医德思想中有医学思想。

第三章　魏晋南北朝时期的医德文化

第一节　医德状况概述

一、医德存在的社会背景

魏晋南北朝是中国历史上政权更迭最频繁的时期，是一个从"大治"到"大乱"的时代，包含三国、两晋和南北朝时期。自公元 220 年曹丕代汉立魏三分天下起，到公元 589 年隋文帝灭陈统一全国止，中国处于一个大变乱时期。分裂与统一、游牧民族侵入中原与中原居民南迁，总共历经 369 年。这一时期，汉族和游牧民族先后在北方建立了多个政权，群雄逐鹿、风云变幻；而南方则进入一个相对稳定的发展阶段。由于长期的封建割据和连绵不断的战争，阶级矛盾、民族矛盾非常尖锐、复杂，对政治、经济、文化、社会思潮、科技等各个领域都产生了极为深刻的影响。

（一）政治环境的影响

东汉末年，黄巾军起义失败后，军阀混战，中原王朝逐渐失势。从公元 220 年曹丕废汉立魏起，西晋是唯一一个实现了全国短暂统一的朝代，其他朝代基本都处于分裂状态，整个社会在动荡不安之中前行。社会动荡导致北方大批百姓被迫南迁，数百万的游牧民族也随着战乱侵入中原，中原百姓处于水深火热之中。据《晋书》记载："自顷中州丧乱，连兵积年，或遇倾城之败，覆军之祸，坑师沉卒，往往而然，孤孙茕子，十室而九。"常年的战乱让人们失去了抵御灾害的能力，南朝萧梁时，"侯景之乱，掠金帛既尽，乃掠人而食之，或卖于北境，遗民殆尽矣。"战乱后的梁大宝元年（550 年），"时江南饥，江、扬弥甚，旱蝗相系，年谷不登，百姓流亡……其绝粒久者，鸟面鹄形。"战乱、天灾让百姓朝不保夕、流离失所。伴随着长年的战乱，战伤医疗开始发展，临症经验和技术不断得到积累和提高。

（二）生态环境的影响

东汉末年到隋初，全国气候异常、自然灾害严重，频繁引发疫病，使人口锐减，"流尸满河，白骨蔽野"。竺可桢先生认为魏晋南北朝时期中国气候的基本特征是寒冷。秦冬梅认为："西汉时期气候较为温暖，两汉之际则由暖转寒，此后气温回升，到魏晋南北朝时期又进入一个相对的寒冷期。魏晋南北朝气候异常的一个特征就是降温。其最主要的表现为寒冷事件发生数量的增多和极端寒冷事件发生频率的增高……魏晋南北朝时期气候异常的另一个突出的表现就是气候从湿润变得干燥。"梅莉、晏昌贵指出："过于寒冷的气候，可使人体上呼吸道黏膜血管收缩，减少免疫物质分泌，防御疾病能力降低，为病菌侵入提供了条件。冬季室温又较高，室内空气流通不畅，更有利于病菌的生存和传染，因而易发生传染病。"故这个时期，疫病不仅暴发频繁、蔓延范围广，而且疫情非常严重、病死率高。

除了异常的气候引发疫疾，当时的自然灾害也频繁引发疫病。邓云特先生认为："三国承东汉之惫，灾患之作，有增无减。两晋继统，荒乱尤甚。终魏晋之世，黄河、长江两流域间，连岁凶灾，几无一年或断。总计二百年中，遇灾凡三百零四次。其频度之密，远逾前代。举凡地震、水、旱、风、雹、蝗螟、霜雪、疾疫之灾，无不纷至沓来，一时俱见。以言旱灾，则二百年间，见于史书者，凡六十次；以言水灾，亦达五十六次。至于风灾，共达五十四次；次为地震，计五十三次，频度亦密；再次为雨雹之灾，计亦三十五次。此外疫灾十七次；蝗灾十四次；歉饥十三次。其他如霜雪、'地沸'各仅两次，不足述矣。当时受灾之程度，亦不亚于前代，其或有过之。"据一些史书记载，这一时期至少有十次因饥荒引发的疫情。

无论是气候原因，还是自然灾害的因素，疫疾暴发在一定程度上促使了本时期医者对疫疾的研究与医治方法进行总结，医学得到一定程度的发展。

（三）社会思潮影响

随着东汉王朝体制的崩溃，儒家思想的统治地位受到极大冲击，其影响力不断被削弱，道家黄老之学再度兴起。到魏晋南北朝时期，儒家思想、道家黄老思想、经由西域传入的古印度的佛教思想交错，从而产生了盛行于整个时代的玄学思想。曾有人总结说，魏晋玄学作为一种新的社会思潮，吸收了道家的精神形态，以《周易》《老子》《庄子》等经典为本，以老庄思想为骨架，探讨本末有无的问题。

玄学成为这个时代的显学之后，进而影响到当时的社会风气。上层社会以谈玄、清谈为嗜好；下层社会中，道教方术也为百姓普遍接受。而玄学思想也给这个时期的医家带来了深刻的影响。在道家思想中，习医、行医是一件积德立功之事，故信奉道教之人也会行医救人，使医道相融，相得益彰。如魏晋的葛洪，他出身江南士族，深受道教影响，一生著述甚多，既是一位儒道合一的理论家，也是一位救世济人的医学大家。还有南朝齐梁间的陶弘景，他辞官隐居修道，对医药、养生也非常擅长。

（四）科学技术发展的影响

魏晋南北朝时期，因为思想的解放、文化的多元，科学技术也有了一定程度的发展和进步。刘徽、祖冲之、何承天、裴秀、郦道元、贾思勰、马钧、葛洪、陶弘景等科学家都出生于这个时代。他们对我国古代数学、天文历法、地理学、地图绘制、农学、机械发明、医学等科学技术的发展都做出了巨大贡献。

刘徽，魏晋时期数学家，提出了"割圆术"，用割圆术来计算圆周率，是中国古典数学理论的奠基人之一。祖冲之，南朝数学家、科学家，他进一步精确推算了圆周率，是世界上第一位将圆周率值计算到小数点后第7位的科学家。西晋裴秀绘制了《禹贡地域图》，并提出了绘制地图的"制图六体"原则，阐明了地图绘制中比例、方位、距离的关系，对地图绘制技术的发展产生了深远的影响。北魏郦道元著《水经注》，记载了中国1000多条河流及其有关的历史遗迹、历史人物的轶事以及神话传说等，这是中国古代最全面、最系统的综合性地理学专著；其中还记载了一些碑刻墨迹和渔歌民谣，故还具有一定的文学价值。王叔和整理、编著《伤寒论》和《金匮要略》二书，对传染病和各种杂病的具体治疗和理论都有重要贡献。王叔和的《脉经》、皇甫谧的《针灸甲乙经》、陶弘景的《本草经集注》等，都对中医中药学的发展具有重要意义。为适应战争、生产、生活的多种需要，魏晋南北朝时期的机械技术也得到进一步发展，涌现出马钧、杜预、耿询等一批机械发明家。农学成就方面当首推《齐民要术》，它是北魏时期的农学家贾思勰所著的一部综合性农书著作。《齐民要术》中详细记载了对各种农作物的栽培方法，经济林木的生长规律，以及如何利用野生植物的方式方法等，对农业的研究具有重大意义。

总的来说，魏晋南北朝时期既是一个长期分裂割据、南北对峙的时代，又是一个空前绝后、民族大融合的时代；既是一个思想解放、文化多元的时代，也是一个承前启后、在历史中占有特殊地位的时代。

二、医德文化的主要内容

魏晋南北朝时期，涌现出了如董奉、王叔和、皇甫谧、葛洪、陶弘景、姚僧垣、褚澄等著名医家，他们秉承着"医者仁心"应时而出，在继承前贤医道与医术的基础上，进一步完善、拓展了中国传统医学。而这一时期的医德思想深受儒释道思想的影响，医者们在行医实践中以"济世救人"的人道精神为出发点，以解救人类生命为主旨，以"审证精微"为医德规范，体现出医者们医行仁爱的高尚情怀。这一时期的医德文化主要体现在以下四个方面。

（一）崇尚医道、济世救人

魏晋时期，儒家思想对医家道德观念的影响更趋深入。这个时期先后出现了王叔和、皇甫谧、葛洪、陶弘景等著名医家。他们在乱世中应时而出、立志于医，在行医实践中以济世救人为己任，体现出"仁者"情怀。葛洪提出了养生观念和行医道德；杨泉首先提出了行医者应当具备的条件，强调了道德的重要性；褚澄结合医学实践提出了行医规范；陶弘景提出了"修道自然，命由自己"的积极、进取的生命观。从医德思想的整体来看，以"仁"为核心的医道观日益凸现出来。

（二）专注医道、严谨负责

王叔和虽身处崇尚玄学、清谈之风的社会环境中，但他却能不受玄学思想的影响，一心专注于医道，整理《伤寒杂病论》，使其更适用于临床应用，并结合其自身的临床经验，撰写了《脉经》。他在《脉经》序中指出，医家诊脉，一要注重病人身体因素；二要严谨审慎，因为他认为"脉理精微、其体难辨"，稍有大意，就会酿成医疗事故，所以在审证中，其要求医者"一毫有疑，则考校以求验"。在玄学思想泛滥、清谈成风的时代，王叔和这种只专注于医道、严谨负责的态度，体现了其崇尚医学的人道精神。

（三）淡泊名利、学贯百家

魏晋时期的皇甫谧，"勤力不怠"、耕读不辍，在文、史、哲、医等诸方面都达到同时代的顶峰，不仅编撰了《针灸甲乙经》，还撰写了《帝王世纪》《年历》《高士》《逸士》《玄晏春秋》等文史著作，温长路评价其为"一位典型的学贯天人的综合型学者"。他四次拒绝朝廷聘请，终生不仕，以著述为务。

晋代葛洪，曾受封为关内侯，后隐居罗浮山。他在《抱朴子外篇》中记载自己"但贪广览，于众书乃无不暗诵精持，曾所披涉，自正经、诸子、百家之言，下至短杂文章，近万卷"。从经史百家到短杂文章，他共读了近万卷书。

他为了"凡人览之，可了其所用"而著《肘后备急方》。

陶弘景，自幼好学，"读书万余卷，一事不知，以为深耻"，是一位学识渊博、儒道释兼修的名士。他本着医学的人道精神，立志拯济救疾，36岁毅然辞官隐居茅山，为解决穷乡僻壤有病无医的情况，编撰了《本草经集注》。

（四）审证精微、生命至上

南齐褚澄著《褚氏遗书》，他认为，对于医者，做到审证精微不仅是职业要求，更是一种医家责任，只有立足于望闻问切"四诊"，只有精微辨识疾病症候、机理等，才能对症治病。褚澄强调："差其毫厘，损其性命。"医者的每一个行为，都关乎着病患的生命，必须要谨慎。

这一时期医家们在前贤成果的基础上，不仅整理、撰写了各种经典论著，也使医学内部各科有所发展，还将医德原则和规范与医道、医术结合起来，增强了医德的可操作性，提高了医者医德的践行力度。

三、医德文化特点

魏晋南北朝时期的医家一方面受玄学思想影响，另一方面受传统医德思想的影响，医家的医德观念特点也逐渐显现出来。

（一）修道长生、行医积德

本时期的医家多受道教思想影响，炼丹家多为医家，他们将自身人生价值的实现和研习医学结合在一起。

葛洪就主张将修道和习医相结合，他在《抱朴子内篇》中说道："若德行不修，而但务方术，皆得不长生也。"即如果不兼习医术，一旦自己得了病，便没有办法自己诊治，不仅不能长生，可能连自己的命也保不住。所以，他认为习医是长生的前提条件。同时，他也强调："为道者以救人危使免祸，护人疾病，令不枉死，为上功也。"这反映出他认为行医是修道者积德的重要途径。对于行医本身来说，其出于对生命的悲悯和呵护，在行医施救中也践行了医者的"仁爱"之心。

（二）习医行孝、以医进德

历来，"善事父母"是孝心的重要体现。在魏晋南北朝，研习医学也是孝心体现的方式之一。

皇甫谧曾说："夫受先人之体，有八尺之躯，而不知医事，此所谓游魂。若不精于医道，虽有忠孝之心，仁慈之性，君父危困，赤子涂地，无以济之，此固圣贤所以精思极论，尽其理也。"皇甫谧认为，如果不懂医道，即使有忠孝之心、仁慈之性，当父母身有病痛，做儿女的却无能为力，又怎么能算尽孝呢？从皇甫谧的习医观念中，我们可以清楚地体会到习医所蕴含的仁孝价值和行孝对习医的重要性。

（三）重视道德修养

医德修养是医家必备的道德品质，在传统医家的观念里，道德修养具有十分重要的作用，是直接关系能否学医、能否掌握医学知识的基本前提。晋代杨泉就首先明确地提出了"仁、智、廉"的道德修养标准。杨泉认为，作为一名医者，若不是仁厚博爱的人，是不可以被托付的；不是聪明明理之人，是不可以被任用的；不是廉洁善良的人，是不可以被信任的。这强调了作为行医之人必须要具备道德修养。

（四）从"仁人"向"良医"过渡

传统医德思想里，我们常用"神医""苍生大医""医仙""名医"来形容医术精湛和医德高尚的医家，而这些评价都超越了"医家"的身份，展现的是"人"的典范。到了西晋，杨泉明确提出了"良医"的概念，并在其所著《物理论》中说道："是以古之用医，必选名姓之后，其德能仁恕博爱，其智能宣畅曲解；能知天地神祇之次，能明性命吉凶之数；处虚实之分，定逆顺之节，原疾疹之轻重，而量药剂之多少；量微达幽，不失细小。如此乃谓良医。"从他所表述的"良医"的品质中，我们可以看出，良医不再与超越医家身份的价值追求相联系，而是从行医者本身的医学活动去阐述，传统医德开始从"人德"向"医德"转变。

第二节　代表医家及其医德思想

一、董奉

（一）人物生平

董奉，与南阳张仲景、谯郡华佗齐名，并称"建安三神医"。董奉在庐山修道行医、广济苍生，他以高超非凡的医技和无私奉献的精神，赢得了人们的衷心爱戴，道教尊他为"神仙""真人"，老百姓尊他为"苍生大医""建安医仙"。晋永嘉元年（307年），晋孝怀帝司马炽追封董奉为"太乙真君"，宋徽宗又诰封董奉为"升元真君"，晋朝、南唐、北宋等诸朝代都曾为董奉修葺

"太乙观"。董奉出生在东汉末年，亲眼看见了社会的动乱、百姓们的艰辛与苦难。所以他自幼立志学医，致力于解救民众疾苦。其经多年努力，终有所成，并以高尚的医德、精湛的医术著称于世，致求医者络绎不绝。

（二）医术品德

葛洪所著的《神仙传》记载："士燮得毒病死，奉时在彼，乃往与药三丸，内在口中，以水灌之，使人捧举其头，摇而消之。须臾，手足似动，颜色渐还，半日乃能起坐，后四日乃能语。"传说交州刺史杜燮食物中毒、昏迷不醒，众医无效。董奉接诊，见脉有生机，便让人撬开病人之口，将他自制的丸药塞入其口中，并扶起病人，用水将药灌下，不断地摇其头、拍胸捶背，使药顺食道而下。不一会儿，病人的手脚能动了，脸颊渐渐红润有血色了，半日能起坐，四日能说话，遂而痊愈了。

《神仙传》董奉专篇，对董奉的医德给予了高度肯定，"又君异居山间，为人治病，不取钱物。使人重病愈者，使栽杏五株，轻者一株。如此数年，计得十万余株，郁然成林。"董奉为人治病，从不收取钱财，对于病重感恩者，概不受礼，只令其根据其病的轻重助他种杏一至五株。数年后，杏树达到十万余株，形成一片杏林。他根据杏的花、叶、根、皮、果、核的不同功效，摘叶采花备为良药，果核用来止咳化痰，根皮用来接骨祛风湿。杏树秋天结果后，他又摘果制脯以为佐食，并以果换粮，赈济贫民。后人用"杏林春暖"和"誉满杏林"来赞扬董奉高尚的医德和精湛的医术。著名的"杏林"也由此而来，董奉的居所也被后人尊称为"杏坛"。

以上记载，皆体现了董奉高尚的医德，董奉具有的无私奉献、大爱、博爱的精神，伴随着中国传统医学的发展而升华，成为整个中国传统医德的主旋律。

二、王叔和

（一）人物生平

王叔和，名熙，魏晋时山阳高平（今山东邹城）人，《养生论》称其"专核遗文，采摭群论，撰成《脉经》十卷，编次《张仲景方论》，编为三十六卷，大行于世"，《名医传》谓其"性度沉静，通经史，穷研方脉，精意诊切，洞识摄养之道，深晓疗病之说"。王叔和的这两大医学成就使其在中国医学史上享有特殊地位。

（二）医术品德

1. 精研细琢传经典

魏晋时期，玄学与宗教思潮泛滥，清谈服石之风盛行，王叔和官任太医令，与同朝士大夫朝夕同处，却不受玄学思想所染，不随空谈之风，苦研医学、崇尚实践，难能可贵。

魏晋之际，社会动荡不安。张仲景的《伤寒杂病论》因为战乱散佚不全，作为太医令的王叔和尽力搜集整理、编辑成帙，并结合自己对医学研究的成果对《伤寒杂病论》进行了补充，加入了自己的学术见解，编成《伤寒论》使其流传至今，对中医学的发展做出了巨大贡献。明初王安道评价："叔和搜集仲景旧论之散落者以成书，功莫大焉。"清代吕震名在《伤寒寻源·论王叔和》中也说道："叔和传书之功，诚不可没。"

2. 精研方脉著《脉经》

王叔和对脉学一道曾评价说："脉理精微，其体难辨。"他深感脉理一学在临床诊断中的重要性，有些脉象如果不仔细区别、认真研判就会导致误诊，甚至造成严重后果。

西晋以前，虽然历代医家也有一些关于脉学一道的医学成就传承下来，但资料庞杂无序，内容各一，并不利于医者的研习与掌握。王叔和在前人医学成就的基础上博采众长，精研方脉，从而归纳出 24 种脉象，撰成《脉经》。王叔和的《脉经》不仅对当时现存于世的脉学资料做了汇集和整理，还比较系统地做出归纳和总结，是一部集前人脉学成就之大成、对脉学起总结性作用的著作。《脉经》不仅在医学的发展史中占有重要地位，在中医文献史上也起着承上启下的重要作用，被后世医家尊为"医门之龟鉴，诊切之指的"。陈邦贤在《中国医学史》中评价："叔和虽然是太医令，实际上是一位临床医学家，他因为诊病的需要，很重视脉学和症候的；或者说是他受了张仲景的影响。他感觉张仲景的《伤寒杂病论》对论脉的地方还不够，他便把《伤寒论》添了一些辨脉法，以便后世学者'舍证从脉'，或'舍脉从证'，或'脉证合参'的参考。他又感觉到《内经》或是《难经》中言脉的，把它加以整理，著成《脉经》十卷……在叔和前后，著《脉经》的很多，而叔和的《脉经》巍然独存，可见这书是经过很久的考验，才遗留下来的。"

3. 严谨负责铸医魂

王叔和在《脉经》序中说道："夫医药为用，性命所系。和鹊至妙，犹或加思。仲景明审，亦候形证，一毫有疑，则考校以求验。"王叔和作为一名医者，非常重视为医之道，提倡诊症要多思细察、用药要谨慎，强调医者的责任重大。"一毫有疑，则考校以求验"，这种高度负责的行医态度，是王叔和一生所遵循和亲身践行的，也是他具有高尚医德的鲜明体现。

三、皇甫谧

（一）人物生平

皇甫谧，名静，字士安，晚年自号玄晏先生，魏晋间安定朝那（今甘肃平凉，一作灵台）人。皇甫谧作为魏晋时期学术的代表人物，不仅在医学方面有所建树，在文学、史学等方面也是很有造诣的。他除了著有被奉为中医针灸学宝典的《针灸甲乙经》，还撰写了《帝王世纪》《高士》《逸士》《烈女》《玄晏春秋》等文史著作。温长路教授曾评价他说："在中国古代众多的医家中，皇甫谧恐怕是最为特立独行的一位。作为那个时代最优秀的哲人、史学家、文学家和医学家，他是一位典型的学贯天人的综合型学者，无论是价值学的人文领域，还是规律之学的医学领域，他都能做到游刃有余。"

（二）医术品德

1. 矢志苦学意志坚

皇甫谧生于动荡不安的魏晋年间，青少年时期无心向学，"目不存教，心不入道"，后经叔母教诲，幡然醒悟，痛改前非，废寝忘食地潜心治学。因为家境贫困，他便"躬耕稼穑，带经而农"。他精心安排耕读时间，白天劳作、晚上则刻苦攻读。皇甫谧在《玄晏春秋》中说："余家素贫窭，昼则务作于劳，夜则甘疲寐。及二时之务，书卷生尘，箧不解缄。唯季冬裁得一旬学，或兼夜寐，或戏独否，或对食忘餐，或不觉日夕，是以游出之事，吉凶略绝，富阳男数以全生之道诲予，方之好色，号予为书帙。"他的矢志苦学、勤力不息，在当时被称为"书帙"。有人劝解他"箴其过笃，将损耗精神"，而皇甫谧则用"朝闻道，夕死可矣"来告诉别人他研学的决心与毅力。

皇甫谧后来患上风痹症，饱受病痛之苦。他没有消沉，而是"习览经方，遂臻至妙，取黄帝《素问》《针经》《明堂》三部书之精髓，撰为《针灸经》十二卷"，被后人尊为中医针灸鼻祖。

皇甫谧一生历经磨难，却没有被击倒，而是经过潜心苦学，终成一代名士，他的才学与品德备受历代仁人志士称颂。

2. 淡泊名利品行高

皇甫谧不仅学识渊博，还品行高洁。《晋书·皇甫谧传》称皇甫谧"有高尚之志，以著述为务"。早年，有人劝皇甫谧"修名广交"，皇甫谧则作《玄守论》来回答劝说之人："贫者士之常，贱者道之实，处常得实，没齿不忧，孰与富贵扰神耗精者乎"，"苟能体坚厚之实，居不薄之真，立乎损益之外，游乎形骸之表，则我道全矣"。皇甫谧认为对于读书人来说，贫穷是司空见惯的事，对于讲究道义的人来说，虽的确会经常受到轻视，但一辈子没有忧患，与那种为了追求富贵而时常忧心的生活相比，肯定是前者更适合自己。他认为，如果能保持强健的体魄，将名利、富贵置之度外，则"道全矣"。

皇甫谧一生历经三朝七帝，朝廷屡次请他入仕，他都以身体痼疾推辞不就，他这种淡泊名利的高尚品德、"薄帝王而不为"的气节、视富贵名利为身外之物的品行都是后世之人应当学习与借鉴的。

四、葛洪

（一）人物生平

葛洪，字稚川，号抱朴子，人称"葛仙翁"，丹阳句容县（今江苏省句容县）人，是两晋之交著名的道教学者、医药学家、炼丹家。他擅丹道、习医术，曾受封为关内侯，后隐居罗浮山炼丹，著有《肘后备急方》《抱朴子》等著作。

（二）医术品德

1. 好学不倦重坚持

葛洪出身世家大族，自幼好学，父亲去世后家道败落、生活贫苦。明代李贽在《初谭集》中写葛洪"贫无童仆，篱落不修常披榛出门，排草入室。屡遭火，典籍尽。乃负笈徒步，不远千里，借书抄写。卖薪买纸，然火披览"。家庭的贫苦没能阻止葛洪的学习之路，为了学习，他背着书箱徒步千里去借书抄写；他卖柴买纸抄书，再点燃柴草来读书。葛洪非常重视读书学习，在《抱朴子·外篇》中说："夫学者所以清澄性理，簸扬埃秽，雕锻矿璞，奢炼屯钝，启导聪明，饰染质素，察往知来，博涉劝戒，仰观俯察，於是乎在，人事王道，於是乎备。进可以为国，退可以保己。"葛洪认为通过学习可以明事理，启迪明智，无论是对个人还是对国家都具有重要作用。他还用倪宽、路生、黄霸、甯子好学的典故来鼓励世人。他认为，只要坚持学习，就能明白学问、学识深奥的地方，就能洞察精深微妙的言辞，"唯有不断努力学习，才有可能以小推大、以近推远，弥补人生苦短和阅历有限的缺憾"。葛洪不仅重视学习，还在《抱朴子·疾谬》中倡导要"积微致著，累浅成深，鸿羽所以沉龙舟，群轻所以折劲轴，寸飙所以燔百寻之室，蠹蝎所以仆连抱之木也"。他认为只有坚持，积少成多，才能完成从量变到质变，最终学有所成。

除了提倡要坚持学习、"积微致著"，葛洪还告诫世人，不要有"其于古人所作为神，今世所著为浅，贵远贱近"的偏见。他认为世人在学习中一定要去伪存真，取其精华、去其糟粕，这样才能学到真理，学有成效。

2. 学贯百家著方书

葛洪在行医中收集、筛选了一些便利的方药和诊疗方法，并总结出生活中很多急救措施，撰写出中国第一部急症急救手册《肘后备急方》（简称《肘后方》）。《肘后方》书名之意，即该书是可以带在身边的应急书册，是可以随身携带以便救治病人的实用之书，是一部实用性强、普适度高、操作性好的急症著作。书中记载了葛洪发现的结核病、狂犬病、天花、恙虫病（葛洪把恙虫病叫作"沙虱毒"）等病的病症情况、病因和治疗措施，以及针灸的使用等急症救治方法。

据《抱朴子》记载，葛洪行医时，发现前人留下的医书、医方虽然很多，但"殊多不备，诸急病甚尚未尽，又浑漫杂错，无其条贯，有所寻按，不即可得。而治卒暴之候，皆用贵药，动数十种，自非富室而居京都者，不能素储，不可卒办也。又多令人以针治病，其灸法又不明处所分寸，而但说身中孔穴荣输之名。"为了改变这一混乱的情况，他在著《肘后方》时就采用了"皆分别病名，以类相序，不相杂错"的分类形式。

葛洪著《肘后方》时，为了"凡人览之，可了其所用"，其秉承了处方精简的原则，"《肘后备急方》中所选载的方药多为民间常用的单方、验方，药味简单。从今存《道藏》本 8 卷、70 篇统计来看，全书共有药方 1060 首，其中，一味药组成的单方 510 首（药物的赋形剂、溶剂，如酒、苦酒、蜜等不作药味统计），两味药及两味以上药物组成的复方计 494 首。可以看出单方的使用数量多于复方。"为了能顾及"贫家野居"的患者，在处方中，他特意挑选了一些很常见的药物，而且即使需要购买，也是很便宜的。"他的处方中常用蒜、姜、葱、盐、豆豉、苦酒、生油、五谷、六畜等常见之品；所用工具多是芦管、竹筒、签、棉丝织物等易得器物；所用疗法是水煎内服、熏法、敷贴、涂擦、吹入等简便之法。此外，考虑到实际情况多变，对于大多数病症都采用一病多方，大大提高了应对各种情况的效用性。"《肘后方》改变了以往救急药方难懂、药难找、价格昂贵的弊端。此外，葛洪在《肘后方》中针对前人在针灸中只说明穴位，而不指明具体部位的情况，特意用浅显易懂的语言，说明各种灸法的具体部位与分寸，让不懂得针灸的人也会使用。《肘后方》让劳苦大众"家有此方，可不用医"。

五、陶弘景

（一）人物生平

陶弘景，字通明，自号华阳隐居，丹阳秣陵（今江苏南京）人，谥贞白先生。他一生历经南朝宋、齐、梁三朝，因仕途坎坷，后辞官隐退，于句容之句曲山（今茅山）隐居。陶弘景的思想源于老庄，并受到葛洪的影响，又夹杂着儒、释两家的一些观点。他善书法、长于医药、历算、地理、炼丹、文学、史学等，是一位学识渊博、儒道释兼修的道教思想家、医药学家、炼丹家、文学家，是齐梁时代一位享有盛名的全才式人物。

陶弘景很受梁武帝看重和赏识，凡遇国家大事，梁武帝都要和陶弘景商量。唐代李延寿曾评价说："国家每有吉凶征讨大事，无不前以咨询。月中常有数信，时人谓为山中宰相。"

陶弘景为世医出身，祖父及父亲皆习医术，且有武功。他自幼聪慧，喜爱读书，"七岁读《孝经》《毛诗》《论语》数万言"，"九岁、十岁读《礼记》《尚书》《周易》《春秋》杂书等"，"十岁，得葛洪《神仙传》，昼夜研寻，便有养生之志……读书万余卷，一事不知，以为深耻"。正是这种求知、好学的精神，使他成为将释、道、儒三家融于一体的代表人物。

（二）医术品德

1. 拯济救疾著本草

就医学方面而言，陶弘景是我国本草学发展史上贡献最大的早期人物之一。他在茅山隐居后，发现穷乡远地常有病无医，有些人患病后却得不到及时的治疗，便立下拯济救疾之志，他说："夫生人所为大患，莫急于疾，疾而不救，犹救火而不以水也。"他感到隐居以来，"虽每植德施功，多止一时之设。可以传方远裔者，莫过于撰述"。由此，陶弘景致力于医药典籍的整理和研究。在他生活的年代，本草著作有十余家之多，但都没有一个统一的标准，特别是古本草由于年代久远，内容散乱，草石不分，虫兽无辨，临床运用颇为不便。他将当时各种版本的本草著作分别整理成《神农本草经》及《名医别录》，并在其中增补资料，加入个人习医研究的经验，最终著成《本草经集注》。这是一部系统整理我国古代药物学经典《神农本草经》、总结药学经验的巨著，是一部科学价值很高的名著。它保存了许多南朝梁以前的药学古籍，首创了按药物性质分类的方法，对各种药物的名称、产地、性状、主治疾病、配置保管方法等皆一一注明，内容丰富，条例分明，对隋唐以后本草学的发展有重要影响。陶弘景在《本草经集注》自序中说道："今辄苞综诸经，研括烦省。以《神农本经》三品，合三百六十五为主，又进名医副品，亦三百六十五，合七百卅种。"该书在《神农本草经》所记载的 365 种药物基础上，又收录《名医别录》中所记载的 365 种药物，共收药物 730 种。

陶弘景在《本草经集注》中改变了药物上、中、下三品分类法，创造性地按照药物的自然来源和性质将 730 种药物分为玉石、草木、虫鱼、禽兽、果菜、米食及有名无用等七大类。这种新的药物分类法，对我国药物学的发展有着深远的影响。在分类法上，还创造了对疾病的治疗作用分类的方法，即"诸病通用药"。这是将若干有相同作用的药物集中在一起以便临床参考、选用的分类法，显然这一分类法较之前又是一个进步。正如陶弘景所讲，"谨按诸药，一种虽主数病，而性理亦有偏著。立方之日，或致疑混，复恐单行径用，赴急抄撮，不必皆得研，今宜指抄病源所主药名，仍可于此处治，若欲的寻，亦兼易解。"他的这种按药物的临床功用进行分类的方法，为后世医者学习和临床用药提供了许多便利。

2. 做事严谨重调研

陶弘景治学非常严谨，他在遇到有疑惑的问题时，一定会想方设法去调查研究，把问题弄明白。这是他在治学过程中养成的习惯。

陶弘景编撰的《本草经集注》就很能反映出他严谨的治学态度。编写时，他非常重视文献资料，对所有文献来源会非常严格地注明原始出处，而他自己新增的或是注释的内容则用子注。此外，为了使《本草经集注》中新增的内容与旧文区别开来，让读者不会混淆，他还特意采用朱、墨两种墨迹加以区分。新增的内容采用墨书书写，原属于《神农本草经》的部分则采用朱书书写。所以后世有"本草黑字"和"本草赤字"之称。

除了做事严谨，他还非常注重调研。曾有这样一个故事：陶弘景有一天读《诗经·小雅·小宛》，读到"螟蛉有子，蜾蠃负之"，他发现《诗经》旧注里说，蜾蠃有雄无雌，繁殖后代是由雄的蜾蠃把螟蛉的幼虫衔回自己的窝里，让螟蛉的幼虫变成自己的样子，从而成为自己的后代（古人还因此常用螟蛉比喻义子）。恰好他有个朋友也提到这个问题，很疑惑这是怎么一回事，陶弘景就去其他的书里查找原因，查出来的结果和《诗经》旧注的解释一样。但他还是很疑惑，所以决定亲自调查，看个究竟。于是，陶弘景到庭院里找到一窝蜾蠃，经过几次细心的观察，他终于发现，螟蛉的幼虫并不是蜾蠃用来喂养变成自己后代的，而是蜾蠃把螟蛉衔回窝中，用自己尾上的毒针把螟蛉刺个半死，然后在其身上产卵，繁衍自己的后代。蜾蠃衔螟蛉幼虫作子之谜终于被陶弘景揭开了。他认为《诗经》的说法"斯为谬矣，选诗者未审，而夫子何为因其僻也？圣人有缺，多皆类此"，直率地批评古圣人的谬误。从以上事例我们可以看出，陶弘景做任何事都注重调研，多思考，不盲从。

六、杨泉

杨泉，字德渊，西晋时梁国人（今河南商丘），哲学家，对哲学、天文、历法、医学、农学等均有研究，重视普通百姓的生产实践活动，关注国计民生。杨泉生活在一个儒学日益式微的年代，面对玄学思想的发展及其对儒家思想的冲击，他既不主张弘扬儒学，也不赞成发扬玄学，为此，他拒绝出仕而隐居著述。他一生著述颇丰，但散佚严重，其所著《物理论》继承了两汉扬雄、王充、张衡的朴素唯物主义传统，推进了以道家传统自然科学为凭依的朴素唯物主义论。在医学方面，他在《物理论》中说道："夫医者，非仁爱之士不可托也，非聪明理达不可任也，非廉洁纯良不可信也。"他是中国历史上第一个明确提出医者应具备"仁、智、廉"三条标准的人。他也说道："是以古之用医，必选名姓之后，其德能仁恕博爱，其智能宣畅曲解；能知天地神祇之次，能明性命吉凶之数；处虚实之分，定逆顺之节，原疾疹之轻重，而量药剂之多少；贯微达幽，不失细小。如此乃谓良医。"他认为，"良医"有德，"名医"有术，各有所长，用医需"参合"而定。

七、姚僧垣

姚僧垣，字法卫，吴兴武康（今浙江湖州）人，南北朝时期著名医家。他一生历经齐、梁、北周、隋4个朝代，9位皇帝，在梁、北周、隋三朝先后担任官职。他医术精湛，是我国历史上少有的出身贵族、又以医术获得贵族头衔的人。他著有《集验方》十二卷、《行记》三卷。

《周书·姚僧垣传》中记载了关于姚僧垣用大黄治病的两件事，证明了其医术高明，用药因人、因病而异，用药精当。

梁武帝曾因为患发热病，想服用大黄。姚僧垣诊断后告诉梁武帝，大黄乃是下利之药，但是皇上现在年事已高，是不宜服用的。梁武帝没有听从，结果导致病情危重。

梁元帝曾患有心腹疾病，他召集众医商议治疗方案。其他医者都认为皇上身份尊贵，不可轻率用药，最好采用温和的治疗方法，用平和之药慢慢使脏腑宣通。但是姚僧垣诊断后却说："脉象洪大而坚实，这是有积食之证。若不用大黄，定无痊愈之理。"最后元帝听从了他的话，进食大黄汤医治，果然使积食下利，于是病就痊愈了。

姚僧垣医治武帝和元帝的事例，体现了他的医术高超，而他敢于直言、不畏皇权的精神也值得后世医者学习。

八、褚澄

褚澄，字彦道，阳翟（今河南禹州）人，南北朝时南齐医家，著有《褚氏遗书》。南齐建元中拜为吴郡太守，后官至左中尚书。《褚氏遗书》是一部有论无方的医学论著，全书分受形、本气、平风、津润、分体、精血、除疾、审微、辨书、问子 10 篇。褚澄的医德思想主要体现在"辨证求精论规范"。

褚澄认为，医者治病必须要立足于望、闻、问、切"四诊"，在辨识病症的时候，必须要做到精微辨证，要因病、因人、因地制宜进行诊治，"用药如用兵"，"差其毫厘，损失性命"。他对从医者的认识与要求，体现了其对医者医德责任的理解。

第三节　对医家及其医德的评价

魏晋南北朝时期，国家长期的分裂造成了社会动荡不安、战乱频发，从而催生了人们对生活的幻灭感。士大夫阶层中流行玄学清谈之风，而底层的百姓则在无尽的兵祸、饥荒和疾病疫情中苦苦煎熬、随波逐流。在这样一种社会背景下，社会上各种宗教思想日渐盛行，医学思想受儒释道思想的影响，在继承前贤朴素人道主义思想的基础上，进一步提出了崇尚医学人道主义的医学理论。这个时期的医家们，如王叔和、皇甫谧、葛洪、陶弘景、杨泉、姚僧垣等人，崇尚医德、严谨治学、精心诊治、济世救人。他们在行医实践中以"救世济人"为己任，体现了医者仁心的高尚情怀。比如葛洪，为使贫困百姓免除疾病之苦，撰写《肘后备急方》，书中介绍了很多简便的治疗方式，用药也是选择价廉、易得、疗效好的药物，极大缓解了贫困百姓看病难、治病难的问题。比如王叔和在《脉经》序中说到的"一毫有疑，则考校以求验"。比如褚澄在《褚氏遗书》中也说要"审证精微"，"差其毫厘，损失性命"。而杨泉则明确提出了"良医"这个概念，不仅有明确的行医规范，还明确了医者的道德素养，让行医者开始从"人德"向"医德"过渡，使医生这个身份开始被树立。他们的这种职业素养充分地体现了作为医者应具备的职业意识、态度以及社会责任感。

第四节 医学教育

一、对医者的教育

魏晋南北朝是一个从大治到大乱的时期，因为其特殊的政治生态环境，在战乱、民族融合、社会思潮的影响下，形成了这一时期文化的多元性，促使这个时期的文化教育趋势从独尊儒术向多学科教育并存格局转变，相继出现了史学、佛学、书学、医学、律学、文学、算学等专科教育，促使专科教育与社会的联系更加紧密。分科教育的兴起，使医学教育也逐渐被重视。这一时期，医学教育方式主要还是以师承家传为主，官学医学教育只是初露端倪，处于起步阶段。

《魏书·官氏志》记载，北魏道武帝天兴二年（399年），"初令五经诸书各置博士，国子学生员三十人"；天兴三年（400年），又置"仙人博士官，典煮炼百药"。《唐六典》注中记载："晋代以上手医子弟代习者，令助教部教之。"说明早在晋朝已有医官教习，这是官学医学的开端。《唐六典》卷十四注中说，南朝宋代元嘉二十年（443年），太医令秦承祖奏置医学，以广教生徒；至元嘉三十年（453年）文帝逝世遣散。《魏书·官氏志》中记载，北魏官职中有太医博士之设，从第七品下；有太医助教之设，从第九品中。"博士""助教"应当都是官学教习之人，朝廷专设教习，应是为推行医学教育而设。据《魏书·世宗纪》中记载，永平三年（510年），北魏宣武帝颁布了一个针对医学教育普及，以及对习医者能力考核的诏令："敕太常于闲敝之处，别立一馆，使京畿内外疾病之徒，咸令居处。严敕医署，分师疗治，考其能否，而行赏罚。虽龄数有期，修短分定，然三疾不同，或赖针石，庶秦扁之言，理验今日。又经方浩博，流传处广，应病投药，卒难穷究。更令有司，集诸医工，寻篇推简，务存精要，取三十余卷，以班九服。郡县备写，布下乡邑，使知救患之术耳。"从诏令中可见，朝廷旨在广泛推行医学教育，并对习医者进行品能考察。

魏晋南北朝时期，官学医学教育虽然没有形成规模，只是在起步的阶段，而且还因为政治生态环境的不稳定而时断时续，但这个时期官学医学教育制度的发展在一定程度上为隋唐官办医学教育的发展奠定了基础。

在这个时期，医学知识的普及度应该是比较广泛的：一是战争频发，需要大量医者；二是盛行"服石"之风，服石者需要懂一点医学知识；三是在当时习医是行孝的必备条件之一；四是受道教思想影响，修道者众多，修道者都以习医救人为"积德"之途径。所以医学的普及是必然之事，医术也被人们称为"便民之术"。吕思勉先生在《两晋南北朝史》中评论道："盖时道佛虽互相排，然其术则初非彼此不相知；抑二家为行其教计，于医药等便民之术，亦多所研习也。"

这一时期，除了官学医学教育，医学的传承主要还以师承家传为主，学医者以门阀士族为最多，范行准在《中国医学史略》中称其为"门阀医家"，他们往往仕于历朝而以医名。

南朝的徐文伯出身医学世家，《南史》中记载："文伯字德秀，濮阳太守熙曾孙也。熙好黄老，隐于秦望山，有道士过求饮，留一瓠瓢与之，曰'君子孙宜以道术救世，当得二千石。'熙开之，乃《扁鹊镜经》一卷，因精心学之，遂名震海内。生子秋夫，弥工其术，仕至射阳令……秋夫生道度、叔向，皆能精其业……道度生文伯，叔响生嗣伯。文伯亦精其业，兼有学行，倜傥不屈意于公卿，不以医自业……文伯为效与嗣伯相垺……子雄亦传家业，尤工诊察，位奉朝请。"《云笈七签》中记载，"山中宰相"陶弘景之祖陶隆好学、懂书法，"兼解药性"，父陶贞宝则"深解药术"，陶弘景本人更是弘扬家学，成为药物学大师。《周书·列传》中记载："姚僧垣，字法卫，吴兴武康人，吴太常信之八世孙也。曾祖郢，宋员外散骑常侍、五城侯。父菩提，梁高平令。尝婴疾历年，乃留心医药。梁武帝性又好之，每召菩提讨论方术，言多会意，由是颇礼之。僧垣幼通洽，居丧尽礼。年二十四，即传家业……僧垣医术高妙，为当世所推。前后效验，不可胜记。声誉既盛，远闻边服。至于诸蕃外域，咸请托之。僧垣乃搜采奇异，参校征效者，为《集验方》十二卷，又撰《行记》三卷，行于世。长子察在江南。次子最，字士会，幼而聪敏，及长，博通经史，尤好著述。年十九，随僧垣入关。"《魏书·书艺》记载："李修，字思祖，本阳平馆陶人。父亮，少学医术，未能精究。世祖时，奔刘义隆于彭城，又就沙门僧坦研习众方，略尽其术，针灸授药，莫不有效。徐兖之间，多所救恤，四方疾苦，不远千里，竟往从之。亮大为厅事以舍病人，停车舆于下，时有死者，则就而棺殡，亲往吊视。其仁厚若此。累迁府参军，督护本郡，士门宿官，咸相交昵，车马金帛，酬赏无赀。修兄元孙随毕众敬赴平城，亦遵父业而不及。以功赐爵义平子，拜奉朝请……子天授，袭汶阳令。医术又不逮父。"《晋书·葛洪传》中记载："从祖玄，吴时学道得仙，号曰葛仙公，以其炼丹秘术授弟子郑隐。洪就隐学，悉得其法焉。后师事南海太守上党鲍玄。玄亦内学，逆占将来，见洪深重之，以女妻洪。洪传玄业，兼综练医术，凡所著撰，皆精核是非，而才章富赡。"以上记载，不仅说明从医者多门阀世家，还说明当时人们已经非常注重对医药知识的学习了。

虽然政治环境动荡不安，但在此期间，医学的多学科教育、多渠道办学的多元格局却已形成。史书中对这一时期医学教育的具体内容记载少、内容也不详尽，但从隋唐医学教育的繁盛可以推断出，这一时期医学教育的普及度和教育程度发展得都不错，为隋唐医学教育繁盛的格局奠定了基础。

二、医事制度

魏晋南北朝时期，虽然史书对有关医学教育、医事制度等方面的记载都比较简略、内容零散，但从史料中我们仍可以分析出当时的医官机构设置较之前代是更为细化了，形成了自上而下的等级系统。

三国时期，魏、蜀、吴的医官制度基本上是承袭了两汉旧制，设太医令、丞，尚药监等官职。随着医学的发展，临床治疗技术的提高，医官的分工更加细化，增设了药长寺人监和灵芝园监等官职。《三国志·魏书》记载："（魏文）帝遣侍中刘晔将太医视疾，虎贲问消息，道路相属。"《通典·职官》记载："魏官置九品……第七品：……尚药监……药长寺人监、灵芝园监。"其中药长寺人监和灵芝园监是曹魏新设置的医官官职。蜀汉和孙吴医官制度的记载不见诸史籍，暂无从考证。

西晋在承袭汉魏旧制的基础上，依九品中正制原则，为医官制定品阶，授"铜印墨绶"，隶属于宗正。《晋书·职官志》中记载："宗正，统皇族宗人图牒，又统太医令史，又有司牧掾员。"太医令、丞为宗正属官。《晋书·舆服志》记载："次大辇，中道。太官令丞在左，太医令丞在右。"这反映出了西晋时期太医在朝中的地位。《通典·职官·诸卿》记载，太医署于晋时配"铜印墨绶，进贤一梁冠，绛朝服，而属宗正"。又据《通典·秩品》记载："西晋太医令为七品官，为铜印墨绶。"可见，西晋太医的渊源和品阶，皆体现了依九品中正制而设的太医官阶。

西晋的太医及其属官都是为皇室提供医事服务的，大体设置可分为殿中太医、太医校尉、太医司马、金疮医、尚药监、药长寺人监等。《晋书·贾充传》记载："帝遣侍臣谕旨问疾，殿中太医致汤药。"可见，殿中太医是在宫中侍奉皇帝的，可看作是皇帝的近侍，有较高的地位。《晋书·外戚传》记载："刘德彭城人也，少以医方自达，官至太医校尉。"《晋书·世祖武帝纪》记载："十一月辛巳，太医司马程据献雉头裘。"校尉和司马都是军职，故太医校尉、太医司马都是在军队里随军的医者。《晋书·刘曜》记载："幽曜于河南丞廨，使金疮医李永疗之。"金疮医主要是治外科的创伤，而且这种疾病一般多发于军队中，故金疮医应该也是随军的医者。尚药监应掌管宫廷用药。曹魏时，药长寺人监由宦官担任，职责相当于东汉药丞。

《晋书·职官志》记载："及渡江，哀帝省并太常，太医以给门下省。"东渡后，到哀帝年间（362—365年），宗正并于太常，隶属于门下省，太医官制开始由三公九卿向三省六部转化。门下省诸事由侍中负责，东晋则是后世太医令隶属侍中之始。

南北朝各时期，医事制度多仿汉魏旧制，但各个时期太医隶属关系的变化又都各有特点。

南朝刘宋时期，设太医署，隶属于侍中。《宋书·百官志》记载："太医令，一人。丞，一人。"这是承袭了秦汉的旧制，属起部（起部即建造宗庙、宫室的机构），亦属领军（领军主要掌管内军），其属官有：太医令、殿中太医司马、太医、御医、行病帅、典医丞。南齐沿袭刘宋制，梁朝太医令下设太医正，太医兼尚药之职，太医令仍然隶属门下省。陈朝沿袭梁制。

北朝北魏沿袭西汉旧制，太医令隶属于太常，掌医药事。"尚药局、典御及丞各二人，总知御药事。侍御师、尚药监各四人。"《魏书·官氏志》中记载，道武帝天兴三年，设置仙人博士官，负责"典煮炼百药"，也就是负责制作药物。除了仙人博士官，还设置有侍御师和司药丞。《北史·程骏传》记载："初，骏病甚，孝文、文明太后遣使者更问其疾，敕侍御师徐謇诊视，赐以汤药。"侍御师一般只服侍皇帝，只有在接受皇帝敕令后，才会为重臣或公卿出诊。《魏书·恩幸传》记载："（季贤）位至殿中将军、司药丞，仍主厩闲。"司药丞在当时一般由皇帝的近侍担任，常侍奉帝王，虽然司药丞的品阶不高，但都是深得皇帝信任的人。

北齐与北周时期医制大体相同，沿袭了北魏旧制，但增加了医官的人数。北齐时期，太医令增至二人；太医署分设主药、医师、药园师、医博士、医博士助教、按摩博士各二人。这个时期，对医药官的分工也更加细致。《隋书·百官志》记载："后齐制官……尚药局，典御及丞各二人，总知御药事。侍御师、尚药监各四人。"《六典通考》中也记载："北齐门下省统尚药局，典御二人，侍御师四人，尚药监四，总御药之事。又集书省统三局，有中尚药局、典御二人、丞二人，中谒者仆射二人，总知中宫医药之事。藏局监、丞各二人，侍医四人。"据《通典》中记载，北齐尚药、典御是正五品，中尚药典御是从五品，太子侍医是正七品，太子药藏丞是正八品，太医是正九品，医师是从九品。《隋书·百官志》记载："太常寺……统郊社、太庙、诸陵、太祝、衣冠、太乐、清商、鼓吹、太医、太卜、廪牺等署。各置令、并一人。太乐、太医则各加至二人。丞，各一人。……太医署有主药二人，医师二百人，药园师二人，医博士二人，助教二人，按摩博士二人。"北周时期，据《通典·北齐》中记载："后周太医、小医下大夫、医正上士、中士，主药、食医、医正并下士，医生三百人。"足见北周时期太医人数有了大幅的增加。

魏晋南北朝时期的医事制度基本上沿袭了秦汉旧制，但较之秦汉时期，其属官和分工都更细化、更明确，形成了自上而下的等级管理体系，反映出当政者对医者的管理井然有序，对医者的职业发展和业务能力培养都是非常有利的，也为隋唐时期医事制度的发展奠定了基础。

本章小结

魏晋南北朝时期的医家，不仅身体力行倡导和坚守医学的人道精神，还在前人医德准则和规范的前提下，更系统、更深入地将医德原则、医德规范和人的生命安危紧密地联系在一起，从而更好地体现出医者的专业性和职业道德，强调了医者所应承担的职业责任和社会责任，以及应秉持的职业态度。

这一时期的医家们将医德原则和规范与医道和医术紧密结合在一起，有医者仁心的大爱、有做事做人的严谨态度，有淡泊名利、一心医道的人道精神，医家们强调道德修养，通过习医、行医使自己的人生价值得以实现。这一时期整理、编撰的各种中医基础理论著述，促使中国传统医德思想理论体系开始萌芽。此外，这一时期的医事制度也在沿袭秦汉旧制的基础上进行了更细化、更明确的分工，这不仅有利于医者的职业发展和业务能力培养，也为隋唐时期医事制度的发展奠定了基础。

第四章 隋唐时期的医德文化

第一节 医德状况概述

一、医德存在的社会背景

隋唐时期，是隋朝和唐朝两个朝代的合称，先后出现过"开皇之治""贞观之治""开元盛世"的繁荣景象，是中国历史上十分强盛的时期。581 年，北周外戚杨坚夺取政权，灭周后建立隋朝。隋文帝杨坚于 589 年南下灭陈朝，统一中国，结束了自西晋末年以来近 300 年的分裂局面，后由于隋炀帝的暴政，隋末农民起义不断、贵族相继叛变，隋朝灭亡。隋末天下群雄并起，唐国公李渊于晋阳起兵，618 年于长安称帝建立唐朝。唐朝是继隋朝之后的大一统朝代，是中国古代最强盛的朝代之一，封建社会达到鼎盛时期。安史之乱后，唐朝由盛而衰，藩镇割据、宦官专权导致国力渐衰。878 年，爆发黄巢起义，破坏了唐朝统治根基，907 年，朱温篡唐，唐朝覆亡。

（一）隋唐政治对医学及医德的影响

隋唐时期，全国实现了大统一，政局也相对稳定，统治阶层励精图治，在政治、经济等各方面都进行了大变革。针对战后人口骤减的局面，统治阶层采取了轻徭薄税、休养生息的政策，医药卫生事业的发展成为发展社会生产、促进民族繁衍昌盛的重要保障，因此受到统治者的重视而蒸蒸日上，医学和医德思想也在此基础上得到发展。隋、唐朝廷均设立掌管医药事务和医学教育的机构，重视医学人才的培养。这一时期，医药学快速发展，涌现出孙思邈、巢元方等名医大家，《诸侯病原论》《千金方》《外台秘要》等代表性医典也相继问世。

由于政策的开放，隋唐对外交流扩大，"丝绸之路"加强了东西方之间及国内各民族的互通往来，加之集市的繁荣，促进了药业贸易的发展。随着隋唐初期开明的政治经济制度的制定，国家逐步繁荣富强；随着经济的复苏和繁荣，民众道德意识开始觉醒，有志之士发声呼吁道德回归。隋唐时期律法也逐渐完备，这对德行具有一定约束和引导作用。此外，社会的繁荣稳定也离不开道德意识的提升，但医药行业也出现经营中道德混乱的情况，出现卖假药、收高价、嫌贫爱富等不道德现象，引起官员和百姓的不满，急需高标准的医德规范。总之，经济社会的发展为道德意识的发展奠定了基础。

（二）隋唐文化教育对医学及医德的影响

隋朝的建立结束了分裂，由于常年战争，国家急需有助于国家建设的人才。隋炀帝统治时期，科举考试制度正式确立，国家采用分科考试办法，较为客观地选拔各领域优秀的人才，医学人才的选拔和涌现也推动了医药卫生事业的发展。隋唐时期，国家十分重视医学教育，中央和各个州也都有相应的医学教育机构进行医学生的教育培养，中央设立了全国最高医政及医学教育管理机构太医署，既负责医务行政又从事医学教育和医疗服务，其制度健全，职位分工和分科明确。此外，隋唐时期对从医者的管理和考核也更加系统和严格。对医学教育的重视，提高了医学人才的培养质量，对医学人才的要求也不断提高，这不单单是指医学技术，还包括医德风尚。

隋唐在思想文化领域，表现出兼容并蓄、博采众长的开放态势。隋唐早期皆推崇儒学，进而形成儒、释、道兼容并存的局面。儒教、道教、佛教经历了激烈的互斥和斗争，相互渗透、融合，影响着民众的思想和精神。医家在专研医术、学习医典的同时，也都饱读经书，领会儒、释、道的思想要义，这对其医学思想和德行产生了一定的影响。"仁"是儒家思想的核心，与富有同情心、仁慈的医德思想相契合；"大慈恻隐之心""普同一等""至于爱命，人畜一也"等佛家思想体现了对待患者一视同仁、慈悲济危的医德修养；道教"处世做人""修性养心"等原则与医家的淡泊名利、品行正直的行为规范相一致。此外，其时还受到先贤医家医德医术的影响，隋唐医德思想便是在这样的文化土壤中生根发芽的。

二、医德文化的主要内容

（一）仁爱救人、赤诚济世的事业准则

医乃仁术的行医宗旨。"医乃仁术"，自古称医道为"仁术"，"仁"是医学伦理学的核心。医学是施行仁道主义的术业，一种"救人生命""活人性命"的科学技术。医生把医治病人疾苦作为目的，面对活生生的人，医生除了解决患者身体的疾病，也应以人为本，尊重患者的人格、尊严，关爱患者，和患者感同身受。医学是造福于人类的科学，医生是为人类健康服务的高尚职业，必须秉承仁爱救人、赤诚济世的行医宗旨，才能真正守护人类健康。孙思邈强调医生必须"先发大慈恻隐之心，誓愿普救含灵之苦"，即要具备仁爱之心，救人于危难；"见彼苦恼，若己有之"，即利用同理心，体谅患者痛苦，尽力医治。唐代杰出的医药学大师玉妥·云登贡布表示，医生要有高尚的品德，对待病人，不分贫富贵贱，要扶贫济困；不谋取私利，要舍弃自私、贪婪和狡诈。

生命至上的行医准则。"人命至重，有贵千金，一方济之，德逾于此"，孙思邈的名言说明了生命的珍贵和医德的重要性。临床病症复杂多变，"今病有内同而外异，亦有内异而外同"，看病诊疗是"至精至微之事"，必须认真审视，"省病诊疾，至意深心，详察形候，纤毫勿失。处判针药，无得参差。"遇到紧急的病，"虽曰病宜速救，要须临事不惑，唯当审谛覃思，不得于性命之上，率尔自逞俊快，邀射名誉，甚不仁矣！"人命至上，省疾问诊时，端问详审，反复精思，慎疾慎医，不能有任何差池，做到高效和准确，确保患者性命无虞。"虽曰贱畜贵人，至于爱命，人畜一也""夫杀生求生，去生更远"，这表达了牲畜、动物都有生命，通过残害动物来保全人的性命，就背离了救活生命的初衷，这也是孙思邈不用活动物做药引的原因，可见他真正做到了对生命的重视。

"普同一等"的行医原则。医家从"医乃仁术""仁爱救人"的道德观念出发，强调对病人"普同一等""一心赴救"。孙思邈提出，作为一个医生要做到"若有疾厄来求救者，不得问其贵贱贫富，长幼妍媸，怨亲善友，华夷愚智，普同一等，皆如至亲之想"。在等级森严的封建社会，能够不管病人身份，一视同仁，同等对待实属难得。"人畜一也"还强调了人和牲畜一样，是有生命的个体，体现出万物平等的观念。玉妥·云登贡布认为要"把六方俗世的众生，视为自己的父母""爱护他人胜于爱护自己，不论是敌人还是朋友，不加敌视"，可见其摒弃个人成见、友善对待患者、爱人胜己的道德品质。

（二）一心赴救、精心治疗的医疗态度

一心赴救的奉献精神。医德从"仁爱救人"的基本原则出发，要求医生对患者有深切的同情心和高度的责任感，以守护患者的生命健康为第一要义，治疗疾病当不辞辛苦、竭尽全力。孙思邈叮嘱医生在医治病人时，"不得瞻前顾后，自虑吉凶，护惜身命。见彼苦恼，若己有之。深心凄怆，勿避险巇，昼夜寒暑，饥渴疲劳，一心赴救，无作功夫形迹之心，如此可为苍生大医，反此则是含灵巨贼。"能极端负责，做到不顾个人安危，不避艰险、不计得失，一心赴救的是乃大医，反之则是误人误己的罪人。

精心照护的行医态度。《大医精诚》中说："其有患疮痍下痢，臭秽不可瞻视，人所恶见者，但发惭愧凄怜忧恤之意，不得起一念蒂芥之心，是吾之志也。"良医遇到疮疡、下痢、臭污不堪的病人，不能心生厌恶、埋怨和不快，而应怀着对病人高度的同情心，不怕脏臭，尽力去救治。即便知道有被传染的危险，也不要瞻前顾后，考虑自己的安危，而是坚持履行医生的职责，治病救人。孙思邈便是如此，为解除病人痛苦，曾带着六百余名麻风病患者同住深山老林，不怕传染，亲自看护，精心医治。

（三）博极医源、精勤不倦的治学态度

刻苦钻研的学习作风。古人把医学看作"生人之术"，"性命攸关"，重于千金。人体和疾病复杂，治病救人是"至精至微"的工作，医者必须要有高超的医术，而高超医术的获得需刻苦努力、勤学好问，这不仅是一种学习态度，也是医德的重要内容。孙思邈对学而不精、自以为是的人提出批评，要求学者"博极医源，精勤不倦"，他自己就从小勤奋好学，直到百岁高龄时仍孜孜不倦地读书。此外，"三冬不倦于寒窗，九夏岂辞于炎暑"，这是王冰勤奋学习的写照。王焘在弘文馆一待就是20年，阅读了大量书籍，"捃众贤之砂砾，掇群才之翠羽"。玉妥·云登贡布放弃优越生活，千里迢迢，外出行医求学，曾两度到天竺，历时5年多，先后游遍西藏、尼泊尔、印度等地，且到五台山考察，学习积累了丰富的医学知识，到各国行医并创藏医学校，成为名扬四海的医学家。巢元方主持编撰的《诸病源候论》中记载的肠吻合术、人工流产、拔牙等手术，是世界外科史上的首创，体现出其钻研创新的精神。

严谨治学的敬业精神。孙思邈为普及医学、惠及百姓，于高龄时呕心沥血著《千金方》。他隐于山林，亲自采摘制作药物，为人试药治病。搜集民间验方、秘方，学习医学理论、总结临床经验，大半生热忱治病救人，晚年写书立著，献礼后世。清代的医者张璐评价《千金方》："伏读三十卷中，法良意美，圣谟洋洋，其辨治之条分缕析，制方之反激逆从，非神而明之，孰能与于斯乎。"其记载的药方"用意之奇，用药之功，亦自成一家，有不可磨灭之处"，许多方剂都有效易用，能一揽子地解决多症候群的问题，具有极高的医学价值，配得上"医经之宝"的美名，孙思邈的钻研精神和严谨治学态度自然不言而喻。王焘从医严谨，他批评庸医不学无术，不审视药方，养痈成患，鲁莽试治。对于前人经验，他"皆出人再三，'伏念'研究"，"知文字之一伕，仍有性命之深误"。因此，他撰写的《外台秘要》十分考究，书中引用的大量资料，都一一注明出处，标注工作繁琐且量大，需要极其细致而严谨才可完成。王冰勤于钻研，深感《素问》精妙，但深奥晦涩，他便结合自身学术思想和医学经验尝试注释，历经12年，终于完成《次注素问》一书，对《素问》进行了调整、归类、校勘，并作了全书注释，使得《素问》内容清晰明了，后人研究《素问》多是在王冰研究的基础上进行的。

（四）稳重端庄、谦逊有礼的仪表风度

医学大家都重视医德医风，无论是对患者还是对同行都十分注重自己的仪表和品行。孙思邈要求医者"夫大医之体，欲得澄神内视。望之俨然，宽裕汪汪，不皎不昧"，要精神饱满，端正大方且和蔼亲切，但也要保持距离。"纵绮罗满目，勿左右顾眄，丝竹凑耳，无得似有所娱，珍馐迭荐，食如无味；醽醁兼陈，看有若无。"到患者家中，医者要做到目不斜视，对于音乐、美味佳肴，也都要克制，其原因为病人正承受痛苦，如医者尽情享受，则极不合理，这是医者运用同理心，体谅患者及家属疾苦的体现。"夫为医之法，不得多语调笑。谈谑喧哗，道说是非，议论人物，炫耀声名，訾毁诸医，自矜己德。"医者应言辞谨慎，不能随意开玩笑，不能评判他人，抬高自己，贬低同行。玉妥·云登贡布表示，医者应对自己的老师给予极大的关心，把他当作神来看待，与同学必须保持良好的关系，互相友爱、互相尊重、互相关心。

（五）不为名利、清廉正直的道德品质

医生肩负救死扶伤的重任，需以生命为重，有仁爱之心，在行医过程中，为患者服务，不能计较个人得失，不图名利，不贪权势，始终保持清廉的道德、正直的品质，切不可唯利是图、沽名钓誉。如孙思邈提倡"凡大医治病，必当安神定志，无欲无求"；王冰曾说："志不贪所欲皆顺，心易足故所愿必从，以不异求，故无难得也"。孙思邈的《大医精诚》中告诫"医人不得恃己所长，专心经略财物，但作救苦之心"，"又不得以彼富贵，处以珍贵之药，令彼难求，自炫功能"，苍生大医孙思邈更是身体力行，他多次拒绝入朝为官，宁在山中寻药研药，在民间为患者医治，用实际行动践行淡泊名利、一心赴救的行医品德。刘禹锡《传信方》中记载，张廷赏为了给部属治病而出资招募能医之人，面对张廷赏的金钱诱惑，前来应召的医人云："不惜方，当疗人性命耳。"这体现出这位不知名医人面对高额的赏金不以为意，以解除患者病痛为己任。玉妥·云登贡布也强调医者要不贪女色，不谋取私利，要舍弃自私和贪婪。"顾医之态，多裔术以自贵，遗患以要财，盍重求之，所至益深矣。"刘禹锡在肯定该医者的同时，批判倚仗自己医术而借此向患者收取不当利益的医人。不仅医者如此，就连药商也深受廉洁文化熏陶，唐朝的宋清便是一位医德高尚的伟大药商。宋清在长安开药铺，卖药人从偏远处来，他则以优厚的价格收购药物。医生在他处进药配方制成药，因为疗效高、销售好而称赞宋清。老百姓有生病、长疮的，也都喜欢到宋清那求买药物，他都有求必应。即使有没带钱来求药的人，他也给予好药，只留下的欠据，年终将不能偿还的欠据烧毁，事后也不再提及和索要。可见宋清不贪钱财，不计报酬，慷慨救助，有侠义之心。

三、医德文化的特点

（一）开创以仁爱为准则的医德规范

隋唐时期的医德文化，是在以孙思邈为代表的隋唐医家在实践中发展起来的，该时期形成了仁爱救人的医德目标，发展了"生命至上"的医德观。"人命至重，有贵千金，一方济之，德逾于此"，《千金方》便因此命名，把生命神圣的医德学说与临床实践结合，继承发展了医学人道主义传统，推动了医德的全面发展。

《千金方》首卷《大医精诚》是论述医德的一篇极其重要文献，它广为流传，影响深远。其推崇的"精诚"理念，第一是精，即要求医者要有精湛的医术，认为医道是"至精至微之事"，习医之人必须"博极医源，精勤不倦"。第二是诚，即要求医者要具备仁爱救人、尊重患者生命价值、一心赴救、淡泊名利、清廉正直等高尚的品德修养。《大医精诚》字数不多，却充分展示了我国传统医德的全貌，是医德内容的精华。其内容广泛，从多方面对医者提出了高标准、严要求，是当代及后世从医者遵循的医德准则和规范。而隋唐医者的从医思想及行为、整个社会的医德医风及医德教育和评价，以及当时的医德文化，都被打上了《大医精诚》的烙印，深受其影响。

（二）重视建立良好的医患关系

隋唐医家针对医患间存在的一些问题，注重沟通协调，建立良好的医患关系，以求诊疗中的密切配合，达到治愈疾病的目的。王焘、孙思邈都重视医患关系的改善，王焘在《外台秘要》引用《千金方》分析脚气病的内容时，推崇孙思邈提出的"良药善言，触目可致，不可使人必服，法为信者施，不为疑者说"的观点，强调既要尊重患者的自主权，也要审时度势、因人施医，医患之间要彼此信任。他分析脚气病患者枉死的原因有三种："一觉之晚；二骄狠恣傲；三狐疑不决。"时人往往因为犹豫不决、缺乏信任而延误病情。"世间大有病人，亲朋故友远来问疾。其人不经一事，未读一方，自骋了了，诈作明能，谈说异端。或言是虚，或言是实，或云是风，或云是蛊，或道是水，或云是痰。纷纭谬说，种种不同，破坏病人心意，莫知孰是，迁延未定，时不待人，欻然致祸，各自散走。"这强调的是他人言论对病人的影响，无论是患者还是其亲朋都要对医者有足够的信心，患者应不为外界所动，既然选择了，就要相信自己的医生。

此外，良好医患关系的建立，还需要医者有高尚的医德品质，如对待病人要"普同一等"，平等对待，一心赴救；"医人不得恃己之长，专心经略财物"，不能以权谋私，贪图钱财；"望而俨然，宽裕汪汪，不皎不昧"，治疗患者要言行得当……医家只有加强自身修养才能获取患者的信任，为构建和谐互信的医患关系奠定基础。

唐朝政府也十分重视对医患纠纷、药事的管理，其时颁布了中国第一部药典《唐新修本草》。《唐律》上有处理医疗事故的专门条文规定，如"诸医为人合药及题疏、针刺，误不如本方，杀人者，徒二年半""其故不如本方，杀伤人者，以故杀伤论；虽不伤人，杖六十""诸医违方诈疗病，而取财物者，以盗论"。这些内容以法律条文形式来规范医者的行为和责任，促进医疗从业人员的道德提升，有利于和谐医患关系的构建。

（三）重视弱势群体的生命伦理观

隋唐时期，政府重视弱势群体的生命健康，针对贫困、孤寡民众，建立了养病坊、悲田坊，以及收容麻风病人的"疠人坊"。"疠人坊"便是慈善机构的雏形。妇女、儿童、老人是医家关注的重点群体。

《千金要方》把《妇人方》和《少小婴孺方》列在各方之前，"夫生民之道，莫不以养小为大，若无于小，卒不成大，故《易》称积小以成大。《诗》有厥初生民。《传》云声子生隐公。此之一义，即是从微至着，自少及长，人情共见，不待经史。故今斯方，先妇人小儿，而后丈夫耆老者，则是崇本之义也"，体现了重视妇女、儿童的意识，强调设立妇幼专科的意义，为小儿、妇产建立专科创立了条件。《千金方》中对妇女调经、养胎、产后的饮食护理，做了系统的描述，对新生儿的照护，小儿伤寒、咳嗽、惊痫等疾病的发病原理及治疗办法进行了详细阐述。此外，《千金翼方》的《老人大例》中介绍了老人"心力逐退""视力不稳""性情变异""寝处不安"等身心特征，呼吁子孙"是以为孝之道，常须慎护其事，每起速称其所须，不能令其意负不快"，要考虑老人需求，尊老敬老。另外，其还指导老人进行养生保健，"老人之性，必恃其老，无有藉在。率多骄恣，不循轨度，忽有所好，即须称情。既晓此术，当宜常预慎之"，"耳无妄听，口无妄言，身无妄动，心无妄念"，饮食合理，言行适当，保持平和的心境，良好的心态，便可身体健康，益寿延年。

（四）注重预防的社会责任感

预防疾病是医家医德的重要指导思想。隋唐时期重视"防微杜渐"的预防医学思想，医家通过长期的观察和临床实践，对病因进行探寻，提出预防疫病的思想和方法。《诸病源候论》提到，传染性疾病与季节气候有关，可预先服药来预防疫病感染，故曰"须预服药及为法术以防之"；告诫人们防止绦虫，要避免吃半生不熟的鱼，避免感染寄生虫病；提出疥疮与疥虫侵染有关，可采用艾灸疮面的简便易行的方法以杀灭疥虫；漆疮是"禀性畏漆"引起的过敏，是否过敏有个体差异；山区瘿病是饮用了"沙水"致病，如果黑山水、黑土之地有泉水流出，要避免长期居住并饮用当地的水源。"凡春末夏初，大多发恶狂，必诫小弱持杖，预以防之"，《千金方》《外台秘要》详细介绍了狂犬病的预防及治疗方法。在养生方面，各医家也具有真知灼见。巢元方的《养生方导引法》论述了1727种病候，创立"补养宣导"法，以代药品，广泛运用导引法于医疗，并提出刷牙是保证牙齿健康的关键。孙思邈在《千金方》中提出"口中言少、心中事少、腹中食少、自然睡少""依此四少，神仙快了"的"四少"养生法，他还强调食后漱口、摩腹与散步等养生方法。唐代文学家刘禹锡则批判社会上不注重身体保养的错误观念，提出"预防在先，治疗在后"的观点。以上内容体现出坚持"预防为主，防治结合"的预防医学思想，以及关爱群众的社会责任感。

第二节　代表医家及其医德思想

一、巢元方

（一）生平简介

巢元方，史传为隋朝京兆华阴（今陕西省华阴市）人，著名的医学家，曾任太医博士、太医令，奉诏主持编撰了中国病因学巨著《诸病源候论》。全书分别从病源、病候阐述了内科、外科、妇科、儿科、五官科等各科疾病的病因与病理，并讨论了部分疾病的诊断、预后、预防、养生、引导、按摩、手术等一些治疗步骤和方法，突破了前人见解，提出了新的论点，发展了病因学说。

《诸病源候论》内容丰富、描述详尽、分析准确，是中国第一部中医病因证候学专著，也是第一部由朝廷组织集体撰作的医学理论著作，在中国医学史上占有重要地位，对后世影响十分深远，巢元方也因此永载史册。

（二）杏林佳话

医术精良见效快。据《隋帝开河记》记载，当时主持开凿运河工程的开河都护麻叔谋患风逆病，全身关节疼痛，隋炀帝令巢元方前往诊治。巢元方诊后认为"风人腠理，病在胸臆，须用嫩肥羊蒸熟，掺药食之即瘥"，麻叔谋按照药方配药食之，药没吃完病就好了。巢元方又嘱咐其继续服药膳调理，可防止疾病复发。可见巢元方医术精湛，药到病除。

不负重任撰专著。巢元方受命主持编撰我国第一部中医病因学专著《诸病源候论》，殚精竭虑，不负重任。该书对中医学影响深远，为历代医家行医案头必备，书中观点被各朝名医名典收录，造福万世。如：唐朝孙思邈的《千金要方》中就载录了许多《诸病源候论》中的内容；唐朝王焘的《外台秘要》也引用《诸病源候论》中的观点，全书 40 卷中，有 28 卷、341 处引录了《诸病源候论》中的内容；宋朝王怀隐等人撰写的《太平圣惠方》也载录了《诸病源候论》中的内容；日本医家丹波康赖的《医心方》，全书 30 卷中，有 24 卷、540 余处引录了《诸病源候论》的内容。此外，宋代将该书列于"医门七经"中，作为中医必读教材；宋、元、明代以此作为考核医生水平的必试科目。明清时期，该书刻印更多，流传更加广泛。

仁爱救人不顾己。魏晋时期在贵族统治阶级流行的服石遗毒，在隋朝王公贵族和士大夫中依旧盛行，以满足达官显贵们颓废腐化的生活和空虚的心理。人服石后身体炙热，需服寒石散，而服寒食散危害颇多，巢元方在《诸病源候论》中对此专门进行了论述，引用了皇甫谧因服寒石散深受其害的例子劝诫人们。但挽救服寒食散者要逆常理、反常性，容易激怒他们，文挚便是如此，救治齐王却被杀。医生治疗这些达官贵人时自然有所顾虑，害怕招来杀身之祸。而巢元方却说："然死生大事也，知可生而不救之，非仁者也。唯仁者心不已，必冒犯怒而治。"他不计个人安危，救人于危难，秉持仁爱之心，反对服石行为，竭力救治寒食者。

二、孙思邈

（一）生平简介

孙思邈，唐代京兆华原（今陕西耀县）人，唐代著名的医药学家，世称

"孙真人"，后世尊之为"药王"。孙思邈年少时体弱多病，后立志学医，刻苦钻研，注重民间医疗经验，所著《千金方》被称为我国最早的临床医学百科全书，对后世医学发展影响深远。孙思邈在医德方面也做出了突出的建树，在《千金方》中，他把"大医精诚"的医德规范置于开篇的位置，并做了专门论述。而孙思邈本人，也是医术高明、医德高尚的代表人物。

（二）杏林佳话

精勤不倦著千金。孙思邈把"博济医源，精勤不倦"作为践行医德的要求，他明确指出，要成为大医生，必须熟读《素问》《甲乙经》《黄帝针经》等书，熟悉十二经脉、五脏六腑、表里孔穴，了解张仲景、王叔和等人的诸部经方。只有精读这些经典著作，了解药理病方，才能为掌握精湛医技奠定基础。他提出除了学习医学知识外，还要"涉猎群书"，通读"五经""三史""诸子"等，提升人文社科知识水平，体现了其对医家人文素养的重视。"世有愚者，读方三年，便谓天下无病可治；及治病三年，乃知天下无方可用。"他对学而不精、骄傲自大的医者提出了批评，强调学医者必须做到"博极医源，精勤不倦，不得道听途说，而言医道已了"。孙思邈身体力行，刻苦钻研，深入民间，向群众和同行虚心学习、收集校验秘方，不远千里求药方。由此可见，孙思邈注重理论知识的学习和民间治病经验的总结。孙思邈刻苦研习医术，终于撰成了《千金方》这部对后世影响深远的综合性临床医学巨著。

扶危济困轻名利。孙思邈儿时十分聪慧，7 岁读书便能日诵千言；18 岁立志为医，悟性极高；20 岁时，开始为乡邻治病，他精通道家典籍，对老子、庄子的学说可侃侃而谈，人称"圣童"。孙思邈很受器重，有许多机会入朝为官，可他因热衷于研究医学、想为百姓看病而婉言谢绝了。隋文帝曾让他当国学博士，他称病不做；唐太宗在位时授予他爵位，他也谢绝了，唐高宗即位后，请他做谏议大夫，他也未同意。他强调"医人不得恃己所长，专心经略财物"，痛斥"竞逐荣势，企踵权豪，孜孜汲汲，唯名利是务"的行为，可他为得一方一法时常不辞辛劳、跋山涉水地不远千里访问，不惜千金，以求真传。他从未拒绝为患者看病，曾亲手治愈麻风病人六百余例，民间也流传他"葱管排尿""悬丝诊脉""一针两命"的竭力治病的美谈，可见其淡泊名利、一心赴救的品德修养。

医德规范永流传。孙思邈医学著作为何以《千金方》命名？"人命至重，有贵千金，一方济之，德逾于此。"他认为生命的价值重于千金，而医药处方能救人于危难，其价值便体现于此，可见他对人生命的重视。《大医精诚》为《千金方》之开篇，提出了"大医"必备素质，要求医生对技术要精、对病人要诚，并从博学精勤、仁慈恻隐、澄神定志等方面阐述了"精诚大医"的内涵，被后世奉为医生医德修养的典范。《大医精诚》中强调了对待患者"普同一等""皆如至亲"的平等待人的理念，"不得瞻前顾后，自虑吉凶，护惜身命，见彼苦恼，若己有之"体现了仁爱救人、舍己为人的为医准则，仪表行为上"自矜己德"的行医规范等。《大医精诚》弘扬了医德医术风范，被誉为"东方的希波克拉底誓言"，孙思邈也因医术高明、医德高尚，被誉为中国医德史上的"百代之师"。

三、王焘

（一）人物生平

王焘，唐代陕西郿（今陕西省眉县）人，著名医家。王焘出身官宦世家，曾祖父是唐初著名宰相王珪，祖父是唐主爵员外郎王崇基，父亲是唐高宗时诗人、武临县令王茂时。王焘一生经历不凡，曾任监察御史、徐州司马等职。因年幼多病，常与医药打交道，从而对医学发生了兴趣。王焘曾管理弘文馆长达20年之久，因此有机会阅读大量的医学书籍。他经过数十年的研究整理，撰成医学巨著《外台秘要》传于后世。该书具有极高的医学价值与史学价值，被《新唐书》称为"世宝"。

（二）医术品德

立志从医为尽孝。王焘因幼年体弱多病，饱受病痛之苦，对医学比较感兴趣，加之其母亲患病，有感于"不明医术者，不得为孝子"，为了解、治疗疾病，照顾母亲，他立志学医。王焘禀性孝顺，长期衣不解带地照顾患病的母亲，他接触了许多名医，"数从高医游，遂穷其术"，逐渐悟出了医学之道、掌握了医疗之术。他编撰《外台秘要》的初衷，其一是便民治病，薪火相传；其二便是明知仁行孝之道，尽为人子之责任。王焘在《外台秘要》序中提及孝子曾子和闵损的用心，强调为人孝子，需"明医术""究病源""探方论"，否则难为孝子。王焘苦心编撰的医学巨著《外台秘要》一书，就是其知医尽孝、济世为民精神的写照。

严谨治学撰秘要。王焘在任门下省给事中时，掌管弘文馆藏书，以至于有机会阅读、搜集和整理历代经方医书和文献资料。为撰写《外台秘要》，他博览古代医学文献数千卷，做了大量的摘抄和编录工作。《外台秘要》序中云"捐众贤之砂砾，掇群才之翠羽"，对前人的经验"皆出入再三，'伏念'研究""知文字之一佚，仍有性命之深误"，他身体力行，博采众家之长，精心筛选。

书中引用的历代医家典籍达六十余部，收载了方剂六千九百多首，都一一标明了出处，收载的许多治疗方法和方剂都切实可用。这种"繁缛而艰苦"的编撰方法，充分彰显了王焘严谨的治学态度和非凡的学术胆识。

医患互信利于病。王焘在《外台秘要》中道"良药善言，触目可致，不可使人必服。法为信者施，不为疑者说"，意思为：良药和善言，一看便知，不应强制他人采纳。只给相信的人治，不给不信者说。由此可以看出他重视医患之间的相互信任、真诚相待，认为如此才能密切合作，相互猜疑就会失去合作的基础，不利于疾病的治疗。其观点对当前构建和谐的医患关系有借鉴意义。

四、鉴真

（一）人物生平

鉴真，俗姓淳于，原籍广陵江阳（今江苏扬州），唐代佛学大师，日本佛教律宗开山祖师。鉴真幼时家境清贫，14 岁在扬州大云寺出家，25 岁成为具有较深造诣的高僧，任扬州大明寺主持。开元年间，日本遣僧人随遣唐使来我国留学，鉴真受邀赴日本弘法授戒，历经艰难险阻，在第六次尝试后终于抵达日本，受到日本朝野僧俗的盛大欢迎。鉴真学识渊博，在医学方面造诣尤深，东渡不仅传佛教，也把我国的医药学知识传到了日本，在日本医药界威望很高。

（二）医术品德

鉴真东渡显毅力。天宝元年（742 年），鉴真接受日本僧人邀请，决定赴日宣扬佛法。次年，鉴真和他的弟子祥彦、道兴等开始东渡。但十年之内，其五次出海，历尽艰险，都未成功。第五次东渡失败后，62 岁的鉴真双目失明，他的大弟子祥彦圆寂，邀请他的日本僧人也病故了，但他仍然没有改变东渡的宏愿，毅然前往。天宝十二载（753 年），他率弟子四十余人第六次启程渡海，成功东渡。《唐大和上东征传》云："是为法事也，何惜生命！诸人不去，我即去耳。"由此可见，鉴真为东渡传经送医，勇于冒险、敢于牺牲、永不放弃的决心和毅力，鉴真东渡也促进了中日医学的交流。

日本神农威望高。鉴真医学知识渊博，精通本草，把我国中药鉴别、制造、配方、贮藏、使用等技术带到了日本。鉴真东渡所带中药材达六百余斤，还带去中国经典医学书籍、效用奇佳的药方。他乐施行善，传授医学知识、技术，施药救人，热忱地为病人诊治。至德元载（756 年），鉴真及弟子为天皇治病，他虽然双目失明，却能根据药物的形状、味道来进行分辨，辨认无误，治愈了天皇的疾病，得到日本皇室授予的"大和上""大僧都"的封号。他在日本颇有名气和威望，受到民众的爱戴，被人称为汉方医药始祖，日本之神农。鉴真在日本去世，埋葬于日本下野药师寺，后人专为他立塔，题字"鉴真大和尚"。

第三节　对医家及其医德的评价

一、对巢元方医德思想的评价

《四库全书总目》给予巢元方及著作高度的赞扬："盖其时去古未远，汉以来经方脉论，存者尚多。又裒集众长，共相讨论。故其言深密精邃，非后人之所能及。《内经》以下，自张机、王叔和、葛洪数家书外，此为最古。究其指要，亦可云证治之津梁矣。"周学海在《新刻病源候论》中云："然而汉晋之间，明医辈出，类能推见大义，施治有效，故其论颇多可采。历年久远，散佚不可复见矣。独隋巢氏所辑《病源候论》见传于世，今日而欲考隋唐以前明医之论，独有此书而已耳。"胡兵将巢元方的医德思想概括为："传承创新重预防，精通医理医术良，裒集众长言深密，诸病源候论俱详。"王玉来教授在其《历代中医名家诗传》一书中为巢元方作诗一首，来总结其医德思想："官为太医令，仁术更惊奇。奉诏编源候，竭心阐病机。各科无不备，诸症有详析。回首专因论，巢书是第一。"

从以上评价中，可以看出《诸病源候论》具有征引历代典籍、博采众长的特征，内容翔实，使许多古代珍贵医学资料得以保存。在中医发展史上具有很高的史料价值和学术价值。巢元方展现出医术和仁术的结合，既精通医理，又思维缜密，不负众望，殚精竭虑，组织编撰病因医学巨著，对后世影响深远。

二、对孙思邈医德思想的评价

孙思邈终身不仕，隐于山林。自采制药物，为人治病。他搜集民间验方、秘方，总结临床经验及前代医学理论，为医学和药物学作出重要贡献，后世尊其为"药王""药圣"。正如明代的陈嘉谟在《本草蒙筌》言："唐孙真人，方药绝伦，扶危拯弱，应效如神。"清代徐大椿在《医学源流论》中说："《千金方》则不然，其所论病，未尝不依《内经》，而不无杂以后世臆度之说。其所用方，亦皆采择古方，不无兼取后世偏杂之法。其所用药，未必全本于《神农》，兼取杂方单方，及通治之品。故有一病而立数方，亦有一方而治数病。"由此可见，孙思邈的药方是在学习前人经验的基础上，通过收集、整理、实用提炼而来，确实价值千金，能发挥治病救人的功效。他所著《千金方》是唐代以前医方书的集大成者，被誉为我国历史上最早的临床医学百科全书，对后世医学发展影响深远，可见其深厚的医学功底和高超的医术。

唐太宗李世民给予孙思邈高度的赞扬："故知有道者诚可尊重，羡门、广成岂虚言哉！凿开经路，名魁大医。羽翼三圣，调和四时，降龙伏虎，拯衰救危。巍巍堂堂，百代之师。"干祖望评价孙思邈："以奇特、神异、智慧、博学、薄名利、鄙富贵、享高龄及名医名儒、亦僧亦道的孙思邈来说，在上下古今两千年中医界里是罕见的传奇式人物。所以一提'孙真人'三字，谁都知道。"正所谓"唐有孙思邈，又皆神奇出人意表"，孙思邈就是唐朝名医的典型代表，是传奇人物。王玉来教授为孙思邈做了一首诗，以总结其医德思想："真人论大医，人道贯今昔。博览寻千理，静勤治百疾。逢贫心有悯，遇贱病无欺。但使苍生健，毋将利欲迷。"胡兵将孙思邈的医德思想概括为："儒道兼佛从医业，大慈恻隐济疾厄。精勤不倦著千金，大医精诚明医德。"

孙思邈不仅医术高明，医德也十分高尚，他强调医生应以解除病人的痛苦为天职，有悲天悯人的情怀。他以自己的临床实践和从医感悟，提炼出《大医精诚》这篇医德规范，该文被誉为"东方的希波克拉底誓言"，孙思邈也因精湛的医术，高尚的职业道德、强烈的社会责任、深沉的家国情怀被誉为中国医德史上的"百代之师"。

三、对王焘医德思想的评价

关于王焘的医德思想，胡兵概括为："久病知医性至孝，睹奥升堂探秘要。治学不苟苦用心，发愤刊削成世宝。""世宝"是《新唐书》对王焘《外台秘要》的高度赞扬，该书具有极高的医学价值与史学价值，是所有古代医书文献中保存古医佚书最多的一部。王玉来评价王焘："少时羁病遭磨难，年长嗜医集史编。鄂晋边城十五载，弘文馆里二十年。暑天江上生疾瘴，古代书中载智言。汇聚历朝医药论，外台秘要蔚奇观。"

王焘潜心读书 20 年，博览群书，可谓"上自神农，下及唐世，无不采摭"。他不分昼夜搜集和整理历代经方医书和文献资料，领悟其中妙处，再三考究，去伪存真，做了大量摘抄和编录，他博采明注，严谨治学，被李经纬先生誉为"整理医学文献的大师"。历代不少医家认为"不观《外台》方，不读《千金》论，则医所见不广，用药不神"，足见该书在医学界地位之高，其卓著的功绩是不言而喻的。而王焘钻研医学、苦心编撰医学巨著的初衷，则是"知医尽孝"，是实现"不明医术者，不得为孝子"理念的写照。

四、对鉴真医德思想的评价

鉴真东渡，不畏艰难险阻，为日本人民传经送宝，带去我国医学书籍、知识和技术，促进了两国医学和文化交流，传播了唐代多方面的文化成就，被日本人民誉为"文化之父""律宗之祖"。他在日本行医施救，因医术高明，在日本医药界享有崇高的威望，人称汉方医药始祖、日本之神农。日本人民称鉴真为"天平之甍"，意为他的成就足以代表日本天平时代文化的屋脊。日本医史学家富士川游在《日本医学史》中指出："日本古代名医虽多，得祀像者，仅鉴真与田代三喜二人而已。"这对一个外国的医者来说，是极高的评价，可见鉴真医学不分国界，仁爱济世，普度众生的思想理念。

五、对王冰医德思想的评价

"弱龄慕道好养生，退志休儒遇真经；寻注会经明尾首，用传不朽留芳名。"这是王冰一生的写照。王冰因注释著名的古代中医学著作《黄帝内经·素问》而闻名。《素问》成书于春秋战国时期，虽内容精妙但晦涩难解，时常导致误诊，造成悲剧，出于医生良知和为病人着想的考量，王冰决定仔细钻研该书，他前往道观拜师，经过了严苛的学习考核，历时 12 年，完成《次注素问》，将原来的 9 卷调整为 24 卷，所论内容十分丰富。他为医学事业做出了杰出贡献，后人研究《素问》多是在王冰研究的基础上进行的。可见王冰仁爱救人、普世济人的崇高精神与刻苦钻研、执着追求的高尚品质。

六、对玉妥·云登贡布医德思想的评价

玉妥·云登贡布是杰出的藏医药学大师，曾为吐蕃赞普赤松德赞的御医，著有《四部医典》，是藏医学理论体系的奠基人。他虚心求学，不远万里，去到尼泊尔、印度等国，也多次到祖国各地，积累了丰富的医学知识。他心怀仁爱之心，救人于危难，多次受邀为外国王室治病，在临床治疗中富有科学创造性，因高超的技术和开拓精神而得到认可与尊重。他也无私奉献，致力于医学人才培养，创办藏医学校。玉妥·云登贡布将理论学习和临床经验结合，呕心沥血二十余年以著书立说。《四部医典》内容详细明了，实用性强，是历代藏医学家学习医学的必备教科书。有人称该书可以媲美《黄帝内经》，玉妥·云登贡布因其杰出的成就，被藏族人民尊称为"医圣""药王"。玉妥·云登贡布

的很多言行，都体现出其对医术精益求精，对待患者不分贵贱、一视同仁，对病情谨慎客观，对待老师尊师重道，对待同仁相互尊重的高尚的医德品质。

七、对宋清医德思想的评价

《唐国史补》记载了京城人们对宋清的赞扬，"长安言'人有义声，卖药宋清'"，即长安城都在传颂药商宋清的大义为民之举。宋清作为一名商人，在民众当中有如此高的声望即源于其不贪钱财、仗义施药的崇高品质。

第四节　医学教育

一、隋唐医事制度

自西周开始，医药事务已设官立制。此后各朝各代皆有发展沿革，隋唐时期，已形成较为具体和完善、规模化和规范化的医疗体制。隋唐医疗组织包括医政、医疗和医教三种机构。与隋唐两代医事制度相比，隋代的医官设置较为简单，医学人员的分类较为粗放，医师、医生人数庞大，比唐代多。唐代的医疗组织人员的设置既延续隋制，同时又有所创新变化。唐代医官的设置更加细致，医官的等级更为复杂，人员的职责相对明确，分工更加精细。隋唐医事制度，主要建立有三个系统：为帝王服务的尚药局和食医；为太子服务的药藏局和掌医；百官医疗兼教育机构的太医署及地方医疗机构。

（一）中央医疗机构

尚药局。尚药局是专为帝王设立的医疗机构，负责皇帝及其他皇族的日常疾病诊疗和健康照顾。一般王公大臣未经皇帝的允许，无法请尚药局人员医治。尚药局设置奉御一职，由精通医术的专家担任，正五品，是尚药局的最高行政长官，直长是其助理，副行政长官，正七品下。尚药奉御的职责是"掌合和御药诊候方脉之事"，即亲自为皇帝诊脉、立处方、和药、尝药。直长协同奉御治病，管理尚药局。侍御医参与为皇帝治病，但其主要职责是侍奉在皇帝身边，及时观察病情，调制药品。主药、药童负责草药加工，制作药食。司医、医佐负责皇族其他成员的医疗。合口脂匠负责制作一些美容产品，掌固管理药库。尚药局为皇帝看病进药有严格的规定，每一道程序都要详细记录。制作御药时，尚药奉御与殿中监一起监督，直到药成，然后由医佐以上人员尝试后封印，写上药名及组成成分，并注明制成时间，监视人员也要署名，然后方可上奏。皇上服用该药物前，需由尚药奉御先尝，再是殿中监尝、皇太子尝，最后皇上才服用。尚药局进御的药物，每季由太常检查，凡腐朽霉烂者发还。除尚药局外，尚食局的食医、翰林院的医术待诏都专为皇帝的医疗健康服务。食医相当于今天的营养师，正九品下，他们根据四季变化，负责皇帝营养的调理。翰林医术待诏也称翰林医官，是从太医署或民间挑选的医术精湛、有特殊技能，或投皇帝所好被诏用的人。

药藏局。太子作为储君，有自己独立的医疗保健机构。药藏局是东宫中专门为太子服务的医疗机构。药藏局职能与尚药局较为相似，官职设置有所不同。药藏郎是药藏局的行政长官，正六品上，其品秩仅次于尚药局的奉御。药藏丞，正八品上，是药藏郎的副手。药藏郎、丞的工作性质与尚药局奉御、直长相似，既是长官又是专业医术官。太子患病，侍医、典药负责诊病、侍奉、进药，药童捣筛制药，掌固负责掌管药库，他们共同负责太子的医疗保健。太子内官中还有掌医一职，从八品，主医药，负责治疗东宫中其他人的疾患。太子进药同皇帝一样，也有一套完整的尝药制度。首先药藏局诊病、立方，掌医煎药、送达，然后由东宫内官的司馔试药，最后太子进药。

太医署。太医署在隋代开始设立。唐袭隋制，也建立了太医署，隶属于太常寺统管。太常寺总行国家的医药政令，掌握医药资源。太医署负责全国的医政和医学教育，是集科研、医疗、教育为一体的医学机构。

行政方面，设太医令"掌医疗之法"，为太医署最高行政长官，佐官有太医丞（从八品下），医监（从八品下），主管全署工作，发布并执行全国医疗、医学教育等方面的诏令。治疗方面，有医正（从九品下）、医工和医师，主要服务对象是皇帝、王公、百官及后宫，还要负责宫中军队、官府工匠、宫人的医疗。此外，出现重大疫情时，太医署也会对百姓进行治疗。教育方面，太医署担负着为宫廷、官府输送人才的重任，负责教育管理、行政设施、课程考试等内容。诸博士及助教除医疗外，主要是以医术教授诸生。唐代在人员配备上，加强了医政的管理及教育的职责，太医署明确设医科、针科、按摩科、咒禁科四科，针科为新设，还设药学部，各科均有博士、助教教授学生，有医工、医师辅助教学，太医令、丞负责考核，加强了太医署的教育职责。

（二）地方医事管理

隋唐时期，地方医事制度也有所发展。但无专门的医疗机构，地方医疗行政与医学教育不分。唐代地方医事较隋代更受重视，并建立了一套机构，根据地方户口数决定医药设置。对全国各府、州医学校教师、学主的人数、品级都有规定。在地方州一级行政单位上设置医博士、医助教和医学生，医博士，均身兼医疗、教学之职。医助教同医博士一起负责当地医疗事务，医学生在州境内负责巡回医疗的任务。

地方政府处理的医疗事务主要包括：当地所属的医疗事务，即辖区内人员患病，需要州司遣医救治；非当地所属的医疗事务，如士兵、丁匠等途经病患，需要就近州县安排医疗救助。所在州司要实施救疗，所管主司要及时请医送药，主医药官也要及时给予救疗，不得失职，失职则以律论处。《唐律疏议》规定，主司、主药官疏于治疗，处四十大板；致人死亡，判一年牢狱。各州府由功曹（仓曹）参军事或司功（司仓）参军事管辖负责采药、制药事宜，药品用于治疗人之疾患，这也是官方负责当地百姓日常医疗救治的体现。

官办病坊是地方政府救恤民疾的重要内容之一，也是医疗制度的重要组成部分，在民众医疗慈善救助方面发挥了重要作用。病坊的前身是悲田养病院：唐朝初期出现了佛寺创办的悲田养病院，用于收养贫民和治疗疾病，后置使专口管理。京城乞丐也归由病坊管理。病坊由于是寺办官助，所需经费开支由国家拨付，而由僧人计划主持，官方对病坊是间接的引领和监察。病坊有些类似于官办医院，可供病人及无家可归者休养，弥补了民间医疗的不足，有利于贫病患者，对于唐代官方医疗体系有一定的辅助作用。

二、医生的教育与管理

医学教育分为官办学校式教育和传统民间教育。民间医学教育主要有师徒传授、家传、自学等具体形式。我国早期民间医学教育形式在培养医生方面发挥了重要的作用，如战国名医扁鹊、东汉名医张仲景、三国名医华佗等习医来自师徒传授；南北朝名医徐之才来自家传，祖上六代出名医；西晋名医皇甫谧则自学成才。随着医药学的发展与进步，社会对医学人才数量的需求增加，传统教育方式逐渐不能满足社会需求，也给政府的考核与管理带来了难度，官办医学教育便应运而生。中央政权建立医学教育制度并开展人才培养，弥补了民间教育培养医生少、知识局限的缺点。官办医学教育从统治者需求出发，是集政治与教育为一体的教育模式，由政府组织人、财、物开办教育。我国古代官办医学教育始于晋代，形成和完善于隋唐。隋朝设立"太医署"，它既是医疗机构，也是全国最高的医疗教育机构。唐朝在隋制的基础上有了更大的发展，除中央外，各地方普遍设立医学校，学校式教育推广到全国，医学教育在学制、教育规模、教育专业的设置，以及教学内容、教学方法等方面都有很大进步，医学也首次被纳入科举考试制度中。隋唐时期，虽然官方的正规医学教育已经很发达，但是民间医学教育仍占有一席之地。

（一）隋朝医学教育

隋朝统一后，建立和完善了医学教育的专门主管机构——太医署。太医署除从事皇室的医疗事业外，还教授学生各种医术，负责专门的医学人才的培养，为学校式医学教育开创了新局面。隋朝医学教育在设置、规模、制度上都有了较为完备的规定。其时开始实施分科教育，设有医师科、按摩科、祝禁（咒禁）科三科，同时开设了药学专业。此时针灸科包含在医师科教育内容之中。另外还有兽医一科，虽也有博士之设，但不属于太医署，而是附于太仆寺，不在普通医教系统之内。

医师科教育人员中有博士2人、助教2人、医师200人、医学生120人。医博士主管教授学生诊病和治疗的方法。按摩科有按摩博士2人、按摩师120人，按摩生100人，主要由按摩博士和按摩师教授学生经络和穴位的"消息引导"按摩方法，按摩科在隋朝受重视的程度是中国历朝历代中最为突出的。巢元方的《诸病源候论》也介绍了许多通过按摩导引治疗疾病的方法。禁祝科教授学生民间的各种驱邪祛病手法、步法和咒语。药学专业设有主药2人，药园师2人及学生若干，药园师、主药、药监等，负责药物教学及管理，主要教授学生辨别各种药材的产地、品质、药性和种植的方法。太医署的良师、医正、医工不仅要负责教育与训练医生，而且必须参加医疗工作，并且还要把医疗成绩作为医学教育课程考试的依据。虽然隋朝统治时间短，但医学教育受到很高的重视，医学师生最多时已达580人。隋朝医学教育的持续发展对唐朝医学教育，无论是教学组织、专业设置等都有深远的影响，为唐代的医学教育繁荣奠定了坚实的基础。

（二）唐朝医学教育

中央医学教育。唐朝继承了隋朝官办医学教育的制度，并进行了改革和发展，在具体机构设置上更加完善和规范。唐太医署仍然是最高的医学教育管理机构，但其规模、学制、考核等一系列制度都发生了重大变革。

专业设置及人员配置。唐太医署分医部和药学部，医部之下设有医科、针科、按摩科、咒禁科四科，其中医科是最大的，也是太医署教育的重点，其下又分成体疗、疮肿、少小、耳目口齿和角法五个专业，其修业年限分别为七年、五年、五年、两年和两年。体疗相当于内科，疮肿相当于外科，少小相当于儿科，耳目口齿相当于现在的五官科和口腔科等，而角法则为拔火罐等外治物理疗法。唐太医署设医博士、针博士、按摩博士和咒禁博士及各类博士助教1人，招收学生85人，其中医学生40人、针灸学生20人、按摩学生15人、咒禁学生 10 人。此外，国家设有一座专门学习药学的药园，药园生有 8 人，修业时间最长为 9 年，专门学习种植药物、收集药材和配置药剂。

唐太医署实际上可看作中央医科大学，由太常寺主管，在行政管理上有太医署令 2 人，相当于校长，负责全面领导。另有丞 2 人，相当于副校长，协助太医署令的工作；府 2 人、史 2 人、医监 4 人、医正 8 人、掌固 4 人，协助太医署令分管教务、文书、档案和日常事务等工作。教育机构工作人员规模更加庞大，职责也更加明确。

医学生入学要求。唐代在学生入学资格、入学顺序规定上有着较严格的要求，一是具有医学世袭职务、药师称号的人员；二是来自三代以上以医学为业的世袭之家；三是庶人中 13—16 岁中的聪慧者，一般挑选五品以上官员的子弟。此外，对于八品以上的官员子弟，资质特别出众者也可破例录取。

医学生初入学需向教师行束脩之礼，《医疾令》有明确规定："诸医、针生初入学者，皆行束脩之礼于其师。医、针生各绢一匹，按摩、咒禁及诸州医生率二人共绢一匹。皆有酒脯。其分束脩，准国子监学生例。"关于束脩的分配："国子、太学，各绢三匹；四门学，绢二匹；俊士及律书算学，州县各绢一匹。皆有酒脯。其束脩三分入博士，二分助教"。

医学教育内容。唐代太医署的医科学生入学后要先学习《明堂》《素问》《神农本草经》《脉经》《甲乙经》等基础课程，知晓针灸、脉学和药物学的知识，然后再分为体疗、疮肿、少小、耳目口齿、角法专业学习，每个专业修业年份不一，分别是七年、五年、五年、两年、两年。医科生 40 人，其中学体疗 22 人、疮肿 6 人、少小 6 人、耳目口齿 4 人、角法 2 人。医科设医博士 1 人，职位为正八品上，有助教 1—2 人，医博士和医助教教授学生习医术。另有医师 20 人，医工 100 人，辅佐掌管教育教学。

针科是唐朝新增设，从医科中独立出来的。针科设针博士 1 人，职位较医博士稍低，为从八品上。针科教学主要由针博士负责，教授学生针灸技能。另外有针助教 1 人，针师 10 人，针工 20 人，辅助针博士和针助教开展教学。针生学习的内容主要为《素问》《黄帝针经》《明堂》《脉诀》，兼习《流注》《偃侧》《赤乌神针》等。

按摩科在唐时地位不及隋朝。该科设按摩博士 1 人，职位比医博士低，为从九品下，负责按摩生"以消息导引之法、以除人风、寒、暑、湿、饥、饱、劳、逸之八疾，并损伤折跌者以法正之"。按摩科有按摩师 4 人，按摩工 16 人，辅助按摩生的学习。按摩生所学课程除了医学理论、药物等基础课程外，专业课还要学习"消息导引之法""熊经鸟伸，延年之术"、正骨法等。

咒禁科在唐代规模虽小，但也是专业之一，有一席之地。人员配置为咒禁博士1人，从九品下，教授咒禁生拔除邪魅之术。还有咒禁师2人，咒禁工8人，辅助咒禁博士教学。咒禁科课程主要有山居方士之道禁，有出于释氏之禁咒等，其内容带有迷信成分，但气功、心理疗法也属其中。

唐代的药学教育与医学教育分开，但仍由太医署统管。药学设府2人、史4人、掌固4人、主药8人、药园师2人、药园生8人、药童24人。药园师除负责种植和采收药材外，还要负责药园生的教育，以及承担其他各科学生本草课程的学习，给各科医学生提供了认药、辨药的实践机会。

医生考核和任用。为了提高医学的教育水平，医师、针师、按摩师、咒禁师也要跟随医博士学习。唐朝十分注重对教育工作者的考核。博士、助教以其讲授多少，作为考课等级。注重医师、医工等教学辅助人员的实际医疗实践，以治愈人员数作为医师、医正、医工的考核指标。而医、针、按摩、咒禁师及工等学医官吏，其中优秀者被选拔为助教、博士，或由助教中的优秀者进一步选拔为博士。

对于医学生，考试分平时考试、毕业考试与录用考试三种。平时考试分月考、季考和年终考。每月的考试由主管教学的博士主持，每季的考试由太医令、太医丞主持，每年的考试则由太常寺的主管太常卿或太常寺少卿进行总考。考试形式为试读和试讲两种形式。试读是学生记诵经文，然后默写填空，考察学生对经文记诵的情况，试讲则考察学生对经文的理解。考试结果分上、中、下三等第，连续三年下第要解退，修满九年仍然无法达标者，也要退学。

学生学完规定的课程和年限，学业较为优秀的学生才有机会参加由尚药局和太常寺丞主持、监试的业成试，其考试的情况要详细汇报给尚书省。经过这一关，才有机会参加尚书省的选拔考试，即医举，进而补任医官。没有通过医举者，退回太医署继续学习；如果已经掌握医术并能够行医者，与医师、针师比试医术，优胜者补为医师，其次补为医工。按摩及咒禁科学生不能参加科举考试，毕业后只能担任按摩师、按摩工及咒禁师、咒禁工。

此外，唐代还单独设有女医教育，修业5年，女医选取"官户婢年二十以上三十以下、无夫及无男女、性识慧了者"共计50人，负责教授女医的是太医署的医博士，教授内容为安胎及治疗难产、疮肿、伤折、针灸之法，皆按文口授。女医的年终试由太医署的医监、医正主持。

地方医学教育。唐以前的官方医学教育，仅在中央展开，未在地方设置。贞观年间"设诸州治医学"，这是关于地方医学教育的最早记载。唐朝不仅重视国家医学教育，对地方的医学教育也比较重视，把医学教育的规模铺设到全国各州、县，使得医学教育呈现出较为普及的局面。地方医学校，除开展教育、培养各所需医药人才外，还负责百姓的医疗和施药。医博士、助教和医学生都具有医学教育和救疗疾病的双重职责。

从教授人员来看，地方与太医署存在很大不同，除医博士、助教及少数的医师外，地方上就没有其他的官方医疗人员，医者只能自民间医人中选取。选取条件是所管户内邻近州县，有符合条件的医术精良者，如军中有符合条件的医人，要令其出军，加入医学教育行业。选取的医人要通过考校并由地方把选拔结果申报于尚书省，然后才能补以医博士或助教之任。医学生的选取，必须来自所在辖区，优先选取有医学家传或来自医学世家的学生，再是自己学习钻研医术的人。唐《医疾令》规定："诸州博士教授医方，及生徒课业年限，并准太医署教习法。"开元年间，太医署将中央医学教育的有关制度推行到地方。在教材、教学方法、考试与选拔等方面，地方医学教育与中央医学教育实现了对接。地方也有其教育特色，在规定的教科书之外，太医署医针生有选抄古方诵习的做法，地方教育则兼习一些行用有效的杂疗之法。州县医生考核方面，有季试和年终试，季试由医博士主持，年终试比较正式，由长官和本司主持，并立试簿。同太医署一样，考试成绩差者，要受到惩罚甚至被解退。

虽然，唐朝设置地方医学有过间断，且教育规模较小，人员配置简单，教学执行的不是很稳定，但唐政府始终保持着对地方医学的重视，未曾放松努力，其对地方医学的成效和作用是值得肯定的，很多措施都有利于医药卫生事业的发展。

本章小结

隋唐时期是我国封建社会的繁荣时期，国家统一，经济发展，文化繁荣，医学也得到了空前的发展并趋于成熟。这集中体现为：重视医学成果的收集和整理；建立了医疗机构，创办医学；发展医学，规范医学，提高医学水平；将专业教育与医德教育相结合；立法保护民众健康卫生利益。

隋唐的医家重视对医学道德的认识与实践，在医学道德诸方面形成了颇为完善的观点，使封建医德在理论和实践上达到了成熟。首先，生命神圣、救死扶伤成为医家自愿遵守的原则；其次，形成颇为全面的医德规范；第三，对医患关系有了深刻的认识；再者，形成医德教育和医德考评的基本思想；最后，关注弱势群体，践行社会责任。

第五章　两宋时期的医德文化

　　自公元 960 年宋太祖赵匡胤顺应历史潮流建立统一的宋王朝起，根据首都及其疆域的变迁，宋王朝分为北宋（960 年—1127 年）和南宋（1127 年—1279 年）两个阶段，合称两宋，共经历 18 帝 320 年。两宋结束了五代十国时期的社会动乱与分裂局面，政治、经济、科技、文化、艺术等方面均得到恢复与发展，是继唐代大繁荣之后又一个发展高峰的时期。这一时期，繁荣稳定的社会环境、开明廉洁的政治风尚、重文轻武的施政方针、突飞猛进的科技发展，极大地推动了当时的政治、经济、文化、医疗、社会、外交等发展，并产生了极为深远的影响，国学大师陈寅恪曾说："华夏民族之文化，历数千载之演进，造极于赵宋之世。"也就是在这样一个时期，我国传统医学及医学教育的发展也达到了一个高峰，更有钱乙、庞安时、唐慎微、宋慈、陈自明等名贯古今的医师大家，他们所阐释和践行的悬壶济世、医者仁心、潜心钻研、重义轻利、严谨求实的高尚品德，也体现了重要的医德价值。

第一节　医德状况概述

一、医德存在的社会背景

　　医德文化的发展与医学的发展息息相关。两宋时期医德及医学的发展，深受当时政治、经济、科技、社会思潮的影响。

（一）政治因素

　　两宋时期传统中医学的快速发展，受其政治环境的影响较大。一是因为宋朝建立以前，曾历经大约 205 年的社会动荡时期。虽说宋太祖赵匡胤于 960 年发动陈桥兵变建立了宋王朝，结束了五代十国约 53 年的混乱动荡，但是从安史之乱（755 年）至朱温灭唐（907 年）所经历的约 152 年里，藩镇割据、太监夺权导致当时社会混乱不堪、民不聊生。在这动乱的二百余年里，中国的传统美德几乎丧失不存，甚至被丛林法则完全代替，政治环境复杂多变，战乱四起，人民生活痛苦不堪，连最基本的衣食住行皆难以保障。加之长期的战乱导致生产力遭受了严重的破坏，不管是战场的伤残将士还是民间的瘟疫病患等，都得不到有效的医治。正是这样的医疗时局，对医生数量的需求和医术水平的要求更加紧迫。随着宋太祖赵匡胤结束了这漫长的混乱时局，建立了统一的宋王朝，人民才得以安居乐业，从医者也在这大好的时代背景之下潜心钻研、精进医术、行医济世、传承医德，促进了传统中医学的快速发展，形成了两宋医德文化。

二是因为宋朝建立以后，朝廷对医学的不断重视。纵观我国历朝历代对医学及从医者的重视，唯宋王朝最甚。宋朝在藩镇割据的时代中建立，统治者吸取前代教训，大大削弱各级军事职权，同时加大中央集权，形成重文轻武的政治环境，而历经战乱后建立政权的宋朝统治者，深知医疗的发展能促使人民得到良好的救治，便能稳定民心，也能向世人展示仁政，稳定社会发展，故宋朝历代统治者皆重视医学。其时，一方面颁布了诸多促进医学发展的诏令，根据《宋代医学诏令及其对宋代医学的影响》一文中韩毅的统计，宋朝发布医学相关的诏令多达 830 余条，其中北宋时期有 535 条，南宋时期有 302 条；另一方面，还专门设立了诸多的医药机构去掌管医药事宜，如翰林医官院、尚药局、太医局、校正医书局、惠民局等，超越了宋以前的任何朝代，也为后世历代无法比拟。同时，宋朝部分统治者自身也极其爱好医学，如宋太祖和宋太宗。除此之外，宋朝统治者还大规模地组织专门的人员收集、校正、整理宋代以前及当时的医药书籍，并刻板发行，这为医学知识的传播、从医者的学习、民众对疾病的认识都起到了重要作用。宋朝对医学教育的重视推动了传统医学的发展，尤其是宋神宗时期王安石所提倡的"三舍法"，更是把医学教育和太学教育在教育体系上同等对待。重文轻武的政治背景下，两宋从医者在朝廷的大力支持下，学习医术、钻研医科、磨炼品德，推动了我国传统医学的发展，医德文化也在这一时期得到了传承和发扬。

（二）经济因素

两宋时期的经济可谓是唐朝后又一个繁荣时期，农业、商业、手工业、运输业、外贸等均有突出成就。两宋朝廷重文轻武的政治倾向，以及面对少数民族政权推崇"和降"的策略，在很大程度上为社会的稳定、生产力的发展、经济的繁荣提供了良好环境。经济的发展，不仅提高了宋朝时期民众的生活水平，更促进了我国传统商业贸易的进一步发展，进而促使各种医药书籍、医术技能、名药古方、名医名案等得以便利地传播。如北宋蜀中名医唐慎微，其为收集天下药草名方，每年都会定期参加成都举办的药物展销会，此药物展销会每年会在固定时间于成都举办，届时各地从医者、药材商、农家会将自己所得药物进行展览、交流、销售，展销会吸引了大批行医之人前往参与，这也大大促进了从医者之间的交流。不止蜀中，两宋时期各地的商业发展，都促进了药品物资、医疗技术、著名医案等在各地流通和交换，这更有利地传播了医药和医德文化。同时，与国外的医药交流在这一时期也尤为密切，科技的发明以及东南沿海港口的发展使对外贸易的交换和往来更为频繁，大量的海外贸易也为当时带来了众多海外药品资源和医药技术，这不仅丰富了两宋时期我国的医药资源，也传播了我国传统的医药文化。另一方面，在繁荣稳定的社会经济环境中，人民的安居乐业，也对身体保健提出了更高要求；由朝廷在各地所设立的医药所和惠民所等，都促进了两宋时期医药文化的发展，更造就了一批德行高尚的著名医家。

（三）科技因素

两宋时期科技的发展在我国乃至世界的历史长河中都起到了重要作用，促进了我国传统医德文化和医学技术的传承及发展。尤其是北宋的毕昇于公元11世纪发明了胶泥式活字印刷术，这是人类文明传播史上的一次重大飞跃。活字印刷术的发明，加之造纸术的不断改进，为两宋时期对古代医籍的整理、校正、出版，以及当时各种书籍的传播乃至中西医药文化的交流，都提供了前所未有的便利。当时大量的医药书籍被广为刻版印发，使得医药书籍大量增加，并且价格较实惠，普通人家也能承担一二，更是便利了广大从医者，使其有机会借鉴吸收前人之经验，提高各自的医术医德水平，同时将自己的实践经验进行编撰，广泛传播，造福他人。两宋时期指南针的改进与广泛使用，以及造船业的发展，也为医德文化和医药资料的中外传播和交流创造了条件。这一时期，许多外来药物也得到了从医者的研究和运用。此外，科学技术的发展推动了医学的争鸣，促使不同医学科类与医学学派的创立，如南宋医学家陈无择以阐发的"三因学说"为理论基础创立的永嘉医学派，在当时影响深远。

（四）社会思潮因素

两宋时期的医德文化，也深受社会思潮的影响。北宋时期，社会上出现了一股全新的，融合儒家、道家、佛家以及魏晋玄学某些观点于一体的新社会思潮——理学。理学比较重视研究儒家文化中的经典著作，从经典中吸取适应当时社会发展的观点和文化并加以传播，其代表人物主要有程颐、程颢、朱熹等理学大家。这一时期，理学的发展深受统治者和地方官员的推崇，因此医德的发展也深受其影响，为"儒医"的出现提供了文化思潮背景。《宋会要辑稿》中记载："伏观朝廷兴建医学，教养士类，使习儒术、通黄素、明诊疗而施于疾病，谓之儒医。"儒医即一批有着丰富的儒家文化学习背景的医学大家，儒医的出现也极大地改变了之前从医者不受重视的局面，范仲淹甚至提出"不为良相当为良医"的观点。儒医更是极大地彰显了从医者之"仁"，为医德文化的发展进一步丰富了理论基础。除此之外，理学中的阴阳、五行、理、气及"存天理，灭人欲"等思想也深深影响着宋代的医药学家，在理学的思想基础上，医学大家们深入研究和发展了病因、病理、生理等医学专类，并渗入到我国传统的中医药学的众多领域，对传统中医学的发展产生了极其重要的影响。随着理学思潮的不断影响，我国传统的医德文化体系也日渐完善，两宋时期主要的医德代表人物有钱乙、庞安时、唐慎微、陈无择、沈括等，他们为阐发医德和实施医术做出了重要贡献。

二、医德文化的主要内容

两宋时期医学的蓬勃发展和理学的创新出现是其时医德文化发展的重要背景，尤其是理学中所主导的儒家思想，进一步丰富了我国传统医德文化。两宋医学家自觉运用儒家思想引领自己行医济世，"儒医"的产生更是标志着儒家伦理开始通过医者自身的自觉，广泛地影响到医德思想的各个方面。这一时期的医德文化，仍然是以"仁""精""诚"为主线，但又有两宋医者自身对医德文化发展的贡献，主要体现在以下几个方面。

（一）精勤好学，医术精湛

对一切的科学技术，只有孜孜不倦，并且付出时间进行精勤学习和不断实践，才能真正掌握其精髓，以此推动科学技术的进步和发展，医学亦是如此。为医者，必定要精勤好学，博览医书，进行勤奋刻苦的钻研，通晓先人之医术、思想及著作，探究百病之病源、病根，万万不可凭空妄想。两宋之名医大家，无一不是医术了得、医德高尚之人，但其精湛的医术，皆源于对医学孜孜不倦的追求。据《宋史》记载，两宋时期为医学教育专门设立"太医局"等医学教育机构，专门请人教授医学生《素问》《难经》等医学经典古籍，使习医者勤学古人之道，以此为根基而精进医术。南宋著名医学伦理家陈无择在其名著《三因极一病证方论》卷之二中的《太医习业》提出："医不读《灵》《素》，何以知阴阳运变，德化政令……医不读《难》《素》，何以知神圣工巧，妙理奥义……医不读杂科，何以知脉穴骨空，奇病异证。"由此可以看出，陈无择亦推崇为医者必要学习古人之道，并且博览医书，医学的方方面面都要懂得知晓，才能称之为医，他甚至还提出为医者就算是读遍医药书籍也远远不够，还应该熟读经史百家之作，修炼自身品德，争做一心为民的大儒医。

纵观两宋时期的医学大家，不管是钱乙、庞安时，还是陈无择等其他著名医者，都自小精学于医药古方，博览群书。他们深知，只有站在巨人的肩膀上，才能看得更远，医学博大精深，更是需要汲取前人的智慧，锤炼自己的医术。

（二）仁心仁爱，重义轻利

一切科学技术只有为人类服务才可被广而推之，医学更是如此，为医者必当施以仁心仁术，才能真正谓之为"仁医"。两宋时期的医德文化深受"理学"的影响，其中孔孟奠基的儒家"仁"的思想便是医德文化中最核心的内涵，这一时期也促使了"儒医"的产生。凡为医，必当怀有一颗仁爱之心、恻隐之心，践行人与人之间的互存、互助、互爱，并要尊重患者、善待患者，不能只为谋取利益而为医。两宋时期，施以仁心仁术、不求名利的医学者众多，北宋医学家刘昉在《幼幼新书》中记述"业医者，活人之心不可无，而自私之心不可有"；南宋名著《小儿卫生总微论方》卷一中的《医工论》曾记述"凡为医之道，必先正己，然后正物。正己者，谓能明理以尽术也；正物者，谓能用药以对病也……疾小不可言大，事易不可云难，贫富用心皆一，贵贱使药无别……凡为医者，遇有请召，不择高下，远近必赴"；也有北宋蜀医唐慎微"不以贵贱，有所招必往，寒暑雨雪不避"、不要诊费而求名方；北宋名医庞安时"盖其轻财如粪土，耐事如慈母而有常"……

两宋时期的医德文化，紧紧围绕"仁"的核心，医者不仅在行医济世的实践中以仁心、仁术体现他们的高尚医德，在编纂医药典籍之时也体现了"仁"的思想。同时，两宋众多医者在悬壶济世、施以仁术的过程中，不分贫穷富贵，对待患者一视同仁；不会唯利是图，对待患者如至亲之人；不会追名逐利，对待同行谦逊尊重。

（三）勇担责任，攻坚克难

两宋时期，医学因受政治、经济、科技、文化环境的影响，呈现了繁荣发展，医学学科也在这一时期逐渐被细分为各类小科目。正是在这样的背景下，我国传统中医学学科逐渐丰富和完善，但是在面对一些难以诊治的患者、难以医治的疾病、难以研究的学科等困难时，两宋医者为行医济世，勇于承担医学事业发展之责任，攻坚克难，终成医术精湛、医德高尚、学术深厚的医学大家。古人有云："宁治十男子，不治一妇人；宁治十妇人，不治一小儿。"由此可见，医治妇女和小儿是医学之难处，但北宋名医钱乙不畏儿科之难，在儿科方面深入研究，利用四十余年的时光攻克儿科之困难，终成"儿科之圣""幼科之鼻祖"；南宋药隐老人陈自明，深知妇产之病复杂多变、风险极大、难以治愈，且前人可借鉴之经验少之又少，实属医学之困难，但其敢于面对，勇担重任，终编撰成我国历史上第一部妇产医学专著《妇人大全良方》二十四卷，影响深远。除此之外，亦有乡医唐慎微，见古人之医学经验、书籍等流传失散而痛心不已，遂举官不就、治病求方，用毕生心血将历代本草医药、名方名药等进行收集、整理、归纳，终成《经史证类备急本草》三十二卷流芳百世。

勇敢承担传统中医学发展的责任、攻克医学的难关，是为医者对民众负责的深切体现，也是对这个职业的敬守，体现了高尚的医德修养。

（四）求真务实，潜心钻研

医学技术，容不得半点作假，一旦失误恐危及人之性命，故而医者更应审慎仔细、求真务实。医者在诊治之时务必要细细询问，了解其病根病源；用药时审慎细致，不可错用药物以及分量。北宋医学家钱乙在我国医圣张仲景的《金匮要略》中学习到八味丸药方，但因要施治于小儿，便灵活用药，审慎仔细，遂制成"六味地黄丸"，并经历代医家调制沿用至今。两宋时期，医德文化具有求真务实的内涵，还以南宋"法医学之父"宋慈为代表，作为提刑官的宋慈在办案检验之时，要求自身及其他尸检员切不可敷衍了事、走过场，必须要认真负责、求真求实，这充分体现了其对法医这个职业的高度敬畏；此外，宋慈为求得事实还敢于向世俗挑战，曾提出凡是检验妇人，不可避羞，还应抬至光明平稳处进行检验。另一方面，两宋时期诸多医家潜心研究，甚至用毕生心血完成医学巨著，如钱乙的《小儿药证直诀》三卷、庞安时的《伤寒总病论》六卷、唐慎微的《经史证类备急本草》三十二卷、陈无择的《三因极一病证方论》十八卷、宋慈的《洗冤集录》五卷、陈自明的《妇人大全良方》二十四卷和《外科精要》三卷等著名医药著作，至今对医药事业的发展影响深远。

三、医德文化的主要特点

医德文化作为一种意识形态，其发展与医学的发展密不可分，同时也深受整个时代背景和社会主流意识形态的影响。两宋时期的医德文化既继承了宋代以前医者的德行风貌，又在其基础上进行了批判性的发展，并深深地留下了宋王朝的烙印。这一时期的医德文化，主要有以下几个特点。

（一）继承性

医德作为医者应有的职业道德，在其形成、发展和完善的过程中，历经各代医家的传承，不断被后世继承和弘扬。两宋时期的医德继承了宋代以前医家所形成的优良医德传统，其依旧践行着仁心仁术、悬壶济世、重义轻利、潜心钻研、大医精诚等最核心的品德。两宋医者济世行医，或是受到祖传世家的熏陶，或是拜师学艺受到教导，或是受到官方医学教育的指引，或是来自自身的钻研，无论由哪种方式成为医者，均会受到良好的医德教育和影响。北宋官方医学教育曾明确要求，学医者必须学习四书五经等基本知识，以培养基本的人文素养。尤其是随着北宋印刷技术的进步，大量医药书籍被刻版印发，书籍中不仅有前人医治经验的分享，也有许多杏林佳话使医者深受医德教育，如唐朝药王孙思邈在《千金方》中记述："凡大医治病，必当安神定志，无欲无求，先发大慈恻隐之心，誓愿普救含灵之苦……学人必须博极医源，精勤不倦，不得道听途说……夫为医之法，不得多语调笑，谈谑喧哗，道说是非，议论人物，炫耀声名，訾毁诸医，自矜己德。"宋朝医者在当时的医学教育体系以及华佗、扁鹊、张仲景、孙思邈等著名医家的医德影响下，进一步发展了我国传统医德。

（二）时代性

医德文化的传承和发展深受时代的影响，由于对医学认识的不断加深，医者的伦理道德也逐渐由医者和患者的个体到医生和社会的群体、由个人自觉发展到一定约束。两宋时期的医德文化在两宋政治、经济、科技、社会思潮的影响下，具有明显的时代性。一是随着宋代医学教育的发展，医德教育也显得尤为突出，官方要求对医德文化进行专门的学习、践行和发扬，从之前由医者的个人自觉到宋时官方要求学习医德，这是宋代医德文化所体现的时代性特征；二是随着宋代理学的发展，以及儒者学习医术的风气愈发盛行，儒者通医、医能述儒都成为一种普遍现象，"儒医"的出现更是强调了医德的重要性，因而在理学影响下医者更加注重养生养德、为医动机、为医价值等。两宋时期医德文化的时代性还表现在论述医德的言语增多，大都逐渐被著书印发流传；医德思想日益丰富，如法医家提倡的求真求实的德行风范；医德被医者践行于实际，许多医学大家更是恪守医德本质，施以仁心仁术。

（三）批判性

两宋时期的医德文化在一定程度上体现了批判性，这种批判性主要体现在医学需要与现实世俗的冲突上。一方面是因为随着宋朝医学教育、医学技术以及官府机构的优化，许多宋代以前的医德文化受到了挑战，其中最典型的就是随着法医学的逐渐出现，法医道德在某些方面与"理学"文化有冲突，比如南宋著名法医学家宋慈，为在办案中求真求实，验尸时部分做法亦与当时的文化相冲突，如其在《洗冤集录》卷之二《妇人》中记述"凡验妇人，不可羞避""若富人家女使，先量死处四至了，便扛出大路上，检验有无痕损，令众人见，以避嫌"等就与当时"男女授受不亲""视、听、言、动，非礼不为""无妄思，无妄动"等教条相冲突，但是其为了检验的实际需要，批判了当时的伦理观和一些不太利于寻求事实的检验做法，并严格秉承公正、求实原则检验判案。另一方面是随着"儒医"的出现，与之相违背的医者被批判为"庸医"，批判那些医者不能秉承"仁爱精诚"的医德医术，批判那些只以谋取利益为重，医术低劣而误人性命的医者。

第二节　代表医家及其医德思想

一、钱乙

（一）人物生平

钱乙，字仲阳，祖籍为浙江钱塘，后祖父北迁，故为宋代东平郓州（今山东郓城县）人，是我国宋代著名的儿科医家，也是我国医学史上第一个著名的儿科专家。钱乙三岁之时其父远游便再无归家，且其母早已去世，他被姑母及其丈夫吕医生收养并认作义子，故自幼就跟随姑父吕医生学习医术。从医一生，他最为突出的成就便是潜心钻研儿科医学，曾多次治愈皇家小儿，声名远扬，并被授予翰林医学士，治病救人、总结经验、著书传世，曾有《伤寒论发微》五卷、《婴孺论》百篇、《钱氏小儿方》八卷、《小儿药证直诀》三卷等著作，但现今仅存有《小儿药证直诀》，其他均散佚不传。钱乙所著《小儿药证直诀》为历代中医所重视，不仅是我国现存最早的完整的儿科专著，也是世界上最早的儿科专著，他也被后人尊称为"幼科之鼻祖""儿科之圣"。

（二）医术品德

1. 攻坚克难专儿科

钱乙专研儿科四十余年，在小儿医治方面颇有建树。但在此之前，小儿医治是从医者公认的较为棘手的医科，古代的一句"宁治十男子，不治一妇人；宁治十妇人，不治一小儿"，可以充分表明从医者对小儿医治的看法。古代医者将小儿科称作"哑科"，归咎小儿难治的原因，主要有四点：一是小儿幼小未成，情绪多变，导致情况更加混杂，为望诊治病增加一定难度；二是小儿多不能用准确的言语表达，不能与医者更好地沟通交流，导致问诊更难；三是小儿脉象微弱，就诊多哭啼，导致脉象更难平稳，这为切脉诊病增加了一定的难度；四是小儿幼小，身体发育尚未成熟，五脏六腑尤为虚弱，体内寒热难稳，用药必当万分谨慎，如果稍有不慎，就会使诊治变得更为复杂，甚至危及小儿性命。

小儿医治的难度，钱乙在行医治病过程中深有感触，他曾说过："脉难以消息求，证不可言语取者，襁褓之婴，孩提之童，尤甚焉。"但是钱乙身为医者，明知小儿难治，且可循经验少，仍然用自己一生中四十余年的时光，不顾艰难、潜心钻研、总结经验、攻克难关，终在儿科医治方面突破历史，取得成绩，也为我国儿科医学专业的发展奠定了根基。

2. 妙用黄土治皇子

钱乙原本是一乡间医者，但因妙用"黄土汤"而被封为北宋太医丞。宋神宗赵顼有一疼爱的皇子赵煦突然生病，经太医们多方诊治，仍毫无起色，且病情愈发严重并伴抽搐症状，皇子的身体也愈发虚弱，命在旦夕。就在此时，长公主向宋神宗举荐了郓州"神医"钱乙，钱乙入宫为皇子救治。钱乙见皇子后，便为其开出一副"黄土汤"的药方，宋神宗疑惑不解，但最终为了救治皇子而同意用药。待皇子赵煦服用"黄土汤"后，病情日渐好转，最终痊愈。宋神宗为此对钱乙大加赞赏，并问其为何黄土也能救治皇子，钱乙则回禀"殿下所患，乃走水之疾，以土胜水，故得其平"，并且表示之前各位太医已将皇子疾病基本治愈，自己在此基础上才能使皇子痊愈。宋神宗听后，称赞钱乙医术了得、谦让不贪，封其为太医局的太医丞。

妙用黄土救治皇子，是钱乙一生中较为著名的行医案例，该案例因为其救治的是宋神宗之皇子而名声远扬，凸显了他对症下药、熟识药性、善用药材、妙用药剂的高超医术，体现了他不居功自傲、懂得谦让、肯定前人成果的高尚医德。

3. 创新灵活制名方

"六味地黄丸"是现今大家仍熟知的药品，原名地黄圆（丸），最早见于钱乙的《小儿药证直诀》。钱乙被宋神宗封为太医丞，也曾遭受众多太医的嫉妒，于是便常有太医们拿着钱乙的药方向其"讨教"。一日,钱乙及其弟子阎孝忠[①]正在为患者治病,一位大夫也拿着一副药方来向钱乙"讨教",他略微嘲讽地质问其按照张仲景《金匮要略》中的八味丸药方,似乎遗忘了肉桂和附子这两味药。钱乙不但没有生气,还笑着说张仲景的八味丸药方是为大人所用,而这副药方是为小儿所开,小儿阳气足,可以免去这两味易火之药,遂制成六味地黄丸,以免小儿服后过于火旺而流鼻血。该大夫听后大赞钱乙用药灵活、善于活学活用,并表示钦佩至极。事后,阎孝忠便把这件事记录下来,并一起汇编入《小儿药证直诀》。

不拘泥于前人之经典,在善学的基础上灵活运用,敢于结合患者实际创新研制、适当用药,这是钱乙作为医者对患者的尊重,也是其潜心钻研的结果;不畏惧、不愤怒于他人之"讨教",并热心解释,这是钱乙为人谦和、为医大度之风尚。

4. 精勤好学成大家

钱乙能成为我国古代医药史上的著名大家,离不开其一生的精勤好学。钱乙三岁被姑母收养,并认作义子。其姑父吕氏是一介乡医,但姑父从医历来重义轻利,对于无法支付药钱的患者从不计较,并时常教导钱乙应以治病救人为本,不可只顾利益。钱乙也时常跟随姑父暗自学习如何治病救人,很早便能成为姑父行医的得力助手,到了十七八岁时,便能独立医治一些小病。同时,钱乙还认真研读《黄帝内经》《伤寒论》《神农本草经》等医学著作,从中认真学习,反复研究,颇得启发,精通内科、外科、妇科等各科,尤以儿科为甚。在与姑父行医过程中,钱乙深感小儿之病难以救治且专治之著甚少,又深知治愈小儿意义重大,于是便在医治小儿这条道路上不断摸索、潜心钻研、走遍各地。至钱乙名声大振,及任太医丞以来,其更是博览群书、总结思考、著书传世,终成儿科医药大家。

钱乙从医的一生,是其孜孜求学的一生,是阐释我国传统医德之博大与仁爱的一生。他的高尚医德,值得后人学习、继承和发扬。

二、庞安时

(一)人物生平

庞安时,字安常,自号蕲水道人,为蕲州蕲水(今湖北浠水县)麻桥人,

---

① 阎孝忠系钱乙著名弟子,将钱乙的医论、医案、药方等加以收集和整理,最终汇编成《小儿药证直诀》三卷。

是我国北宋著名医药学家,被赞誉为"北宋医王"。庞安时约于公元 1042 年出生在北宋蕲水的庞氏医家,父亲庞庆也是医生,其自小便聪慧好学,并有读书过目不忘之天赋,不及二十岁时,便熟知《脉书》,并融会贯通,时有自己的新见解,其父为此颇为惊奇。而后庞安时因患耳聋之病,则愈发潜心学习和研究《灵枢》《太素》《针灸甲乙经》等名医著作,凡与医学相关之书籍,无不潜心钻研。庞安时一生行医,医术精湛、潜心钻研、高风亮节、重义轻利,曾留下多段杏林佳话,还著有《难经辩》《主对集》《本草补遗》等书籍,但基本散失不传,现存《伤寒总病论》六卷,这是我国医学史上研究张仲景的《伤寒论》较早且颇有影响的著作,堪称中医经典。

(二)医术品德

1. 寻源打井治瘟疫

相传一年旱灾,很多地方发生瘟疫,庞安时研究出治理瘟疫的良方并在诸多地方产生良效,但对于浠水城郭乡的杨家铺,这药方怎么也不起作用。他便前往探究缘由,最终发现杨家铺村民饮用之水和使用之水并未区分,均源于污浊的塘堰之水,这才导致村民身体出现众多疾病与药方对瘟疫的医治疗效不佳,故其认为务必打井饮水。于是,庞安时随其弟子杨可一同上山寻找干净的水源。在一山坡下的小树边,他见此处草丛在天气如此干燥之时还浓密茂盛,便断言此处定有水源。之后按照庞安时的设计,杨家铺村民便在此凿井寻得水源,果真水质清澈,村民亦用此井水熬药服治,最终得以医治瘟疫,并且使村民身体康健。为感激庞安时师徒,村民欲立碑"庞公井"以示纪念,但被其赶来劝阻,最终取名为"杨井"。时至今日,"杨井"已是国家重点保护文物。

不管是寻找杨家铺瘟疫医治无效的根源,还是寻找干净的水源,都彰显了庞安时作为医者究其根本、探究病根、实践探索的品德,以及为人低调的高贵品质,也正是如此,庞安时深受百姓尊敬。

2. 随针一扎救产妇

相传,庞安时一次前往舒州的桐城,有位民家妇女恰好临产,但是七天过去并未见孩子出生,其用了很多方法均未有效。庞安时一学生名为李百全,恰是此民家邻居,他便邀请老师庞安时前去救治。庞安时刚一看见产妇,便连声说道不会死的,让产妇家人用热水去温敷产妇的腰腹部位,并亲自用手为产妇上下抚摸胎腹。产妇腹部一阵微痛,呻吟间便生出一个男婴。民家又惊又喜,却不知道为何会这样。庞安时说其实胎儿已经出了胎胞,只是一只手误抓了母亲的肠道导致不能顺利产出,这不是用药能解决的,故隔着母腹抚摸到胎儿手之位置，用针刺其虎口处，胎儿疼痛便立即松手，于是就生了下来，并没有使用别的办法。家人抱来孩子一看，果真婴儿右手虎口之处有针扎痕迹存在。庞安时医术竟如此精湛。

庞安时精湛的医术，不仅救治了产妇，也救治了其腹中胎儿。为医者，医术精湛，应是其从医之根本，更是从医之毕生追求。

3. 仁爱轻利显医风

庞安时不仅医术了得，其医德风范也引时人交口称誉。据《宋史·庞安时传》记载："为人治病，率十愈八九。踵门求治者，为辟邸舍居之，亲视膳粥药物，必愈而后遣；其不可为者，必实告之，不复为治。活人无数，病家持金帛来谢，不尽取也。"其在行医期间自己开设病坊，将需要长期诊治及远道求诊的病人留置病坊内进行精心治疗，待患者痊愈便可归家，此举可以说是我国开设药坊住院治疗的先驱，至今影响深远。此外，其不重于利也颇得称赞，其好友苏轼曾在一举荐信中提道："蕲水人庞安时者，脉药皆精，博学多识，已试之验，不减古人……此人操行高雅，不志于利。"庞安时在对待患者方面也极显仁爱之心，据黄庭坚所著《庞先生伤寒论序》记载："然人疾诣门，不问贫富，为便房曲斋，调护寒暑所宜，珍膳美蔬，时节其饥饱之度。爱老而慈幼，不以人之疾尝试其方，如疾痛在己也。盖其轻财如粪土，耐事如慈母而有常，似秦汉间任侠而不害人，似战国四公子而不争利。"

庞安时心系患者、不重于利、尊老爱幼的医德风尚，对我国传统医德教育具有重要意义。

三、唐慎微

（一）人物生平

唐慎微，字审元，原籍为蜀州晋阳（今四川崇州市），应蜀帅李端伯的邀请，行至成都为医，后迁居于成都华阳（今成都双流），是我国北宋时期著名医家和医药学家，其对药物学的发展和民间单验方的收集做出了巨大贡献，开创了我国药物学方剂对照的先河，堪称我国中医领域的药学始祖。唐慎微出生于医生世家，祖上均是行医者，自小耳濡目染，便对医学具有浓厚兴趣，其虽外貌不扬，言行举止木讷敦厚，但内心极为聪颖善良，更在行医家人的教导之下，刻苦钻研，具有高超医术，尤其对药物、药学颇有造诣。其著作《经史证类备急本草》（简称《证类本草》）32卷，记录药物1558种（《重修经史证类备急本草》1746种），备受后世包括李时珍在内的医药大家的重视，堪称医药巨著，而唐慎微作为一位民医，能独立完成此部泽被后世的医药巨著，更是我国中医学史上的传奇。

（二）医术品德

1. 百不失一成神医

唐慎微在宋朝蜀中地区行医诊治，广受时人赞誉，时人称其行医治病"百不失一"。相传，宋朝爱国大臣、大诗人宇文虚中的父亲宇文邦彦曾患有风毒病，多方医治无效，后有人推荐唐慎微前往诊治。经过唐慎微的精心治疗，宇文邦彦的风毒病很快就痊愈了。但唐慎微深知此病难以断根，于是留下亲笔书信一封交给宇文虚中，并在信封上注明开封时间为某年某月某日。正值时日，宇文邦彦果真再度复发风毒病，于是宇文虚中打开唐慎微留有的书信，便见三个药方，第一方医治风毒病复发，第二方医治风毒攻注作疮疡，第三方医治气促欲作咳嗽。宇文邦彦按照唐慎微留下的药方进行治疗，父亲半个月就痊愈了。这件事情传遍了当时的成都府，人们都赞誉唐慎微为神医。

在唐慎微百不失一成神医的背后，是其勤学苦研与艰辛付出。

2. 治病救人求名方

唐慎微不仅医术高超，且医德高尚。外出治病，"不以贵贱，有所召必往，寒暑雨雪不避"。行医期间，对待患者一视同仁，凡是上门请治者，不管家贫或富有，无论寒冬夏暑、白天黑夜、刮风下雨，他也必会前往，对病人从无高低贵贱之分。唐慎微就诊看病时，从不多言多语，点到即可，绝不会哗众取宠，其作风朴实、诊治谨慎。更与其他医者不同的是，他行医治病，不求患者给予多少钱财作为报酬，但求患者及其亲朋好友能为其提供药名药方作为治病的酬劳。据说是因为某日，一位患者就诊期间无意向他说出了一个偏方，唐慎微听后茅塞顿开，心想为什么不利用自己四处行医之优势来收集各地的医药名方。此后，唐慎微便立下一规矩，凡读书人前往治病，分文不取，但请能为其提供名方秘录。此规矩颇受读书人欢喜，由此读书人一旦发现经书史册如有一药名、一药方，必定会收集抄录并告知唐慎微。另外，唐慎微必会参加每年在成都定期举办的药物展销会，其间每次均能获得极有价值的药物资料，他更是在钻研之余经常出去行医治病，收集药物和民间药方，经长期积累，最终收集获得大量医药医方，这为他完成《经史证类备急本草》的编写积累了丰富的医药资料。

3. 毕生心血凝巨著

唐慎微自小便博览医书，但他发现宋代以前的医药经典基本是手抄笔录或经口口相传得以流传，一些医药著作几经传承后要么流失殆尽、要么经反复抄写而错误频出，直至北宋印刷术盛行，部分医药书籍才得以被印刷流传。作为医者的唐慎微见医药古方流失殆尽而痛心至极，为尽可能使前人成果世代传承、恩泽后世，研究、收集、整理医药古方便成他毕生的事业。在唐慎微行医著书期间，曾有人举荐他为官但被其拒绝，而是潜心研究医药本草。唐慎微一介民医凭己之力，通过治病集方、刻苦钻研、广泛收集，终将前人之本草著作和自己所探究成果凝聚成汇集其毕生心血的巨著《证类本草》，此书是宋朝以前本草集大成之作，经历代修正，沿用数百年，明代医药大家李时珍的《本草纲目》也是在其基础上进行编撰的。李时珍评价唐慎微："使诸家本草及各药单方，垂之千古，不致沦没者，皆其功也。"

唐慎微为医一生，治病救人、潜心钻研，其工匠精神和高尚医德值得后辈广为传承和发扬。

四、陈无择

（一）人物生平

陈无择，名言，字无择，别称鹤溪道人，南宋青田鹤溪（今浙江景宁县鹤溪镇）人，后长期居住于温州，娶永嘉吴氏为妻，是南宋著名的医学家和医学伦理家，也是永嘉医派的创始人，还是"唐宋金元二十二大名医"之一。陈无择行医济世一生，其医术精良，精通于脉方，医学学术造诣极深，并且医德高尚，求医者众多，受业者更是络绎不绝。其一生创立了"三因学说"，编撰成《三因极一病症方论》（简称《三因方》）十八卷，成为中医病因学的专著，对后世病因病理学的发展做出了巨大贡献，同时，《三因方》也为南宋永嘉医派的创立奠定了坚实的学术基础。

（二）医术品德

1.　由博返约创三因

陈无择虽出生在青田乡村，但自小聪明伶俐，后居于温州行医，擅长医术，治病医术了得，相传能为不可治愈者预告死亡之期，其因医术精湛和医德高尚而名扬四海。陈无择博览医籍，吸收前人之所长，由博返约，归纳整理，将古之医药经典《黄帝内经》和张仲景的《金匮要略》细读深研，并在此基础上潜心钻研、消化吸收，最终创立了病因分类的"三因学说"，并编撰成专著《三因方》。陈无择将病因分为内因、外因、不内外因共三类，对其进行了详细阐释，并强调要根据病因进行辨证治疗。《三因方》作为我国中医史上较为全面而系统的病因病理学专著，流芳百年，至今在中医学中影响深远。

2. 寻根溯源创"感冒"

"感冒"一词沿用至今，虽不是陈无择本人所创新，但是与其大有关系。相传，在宋朝时期，馆阁①设立了每晚一位阁员轮流留宿值守的制度，但值班期间阁员开溜之风盛行，并且都在值班记录簿上记录"肠肚不安"这几字，继而便可以请假不去。听说一名被强拉去值守的太学生陈鹄，为了开溜则标新立异书写下"感风"。陈鹄书写此词，便是根源于陈无择的三因学说，即外因中六淫之首的"风"，外加"感"字以书词。相传直至清朝时期，"感风"一词则发生了演变，官员们请假均称"感冒假"，即说感风有病症冒出来，故而要请假。因而，"感冒"一词由此得来并沿用至今。

3. 行医济世明道德

陈无择在《三因方》卷之二《太医习业》中提道："国家以文武医入官，盖为养民设。未有不自学古而得之者，学古之道，虽别而同。"他认为文武百官，皆为名民所设，职责便是为民，更是没有不通过学习古之经典就能取得成就的人，必须要向古人及古典学习。陈无择提倡为医者应必读《黄帝内经》《神农本草经》等医药古籍，精通"五经三史"以及"诸子百家"之书目，认真学习古人之经验、著作，也要学习大宋朝之名医巨著，还应该学习张仲景、华佗、孙思邈等名医之医术医德，认为行医济民者必须具有医者之精湛技能和高尚道德。

陈无择一生行医，医术精良、医德高尚，正是如此，前往求治者无数，受业者众多，他还创立了永嘉医学派。与陈无择相交甚好的卢祖常，曾在《易简纠谬方》中评价陈无择："先生轻财重人，笃志师古，穷理尽性，立论著方。其持脉也，有若卢扁饮上池水而洞察三因；其施救也，不假华佗剖腹刳肠而彻分四治。"由此可见，陈无择之德高技精颇受赞赏。

五、宋慈

（一）人物生平

宋慈，字惠父，祖籍为河北邢台市南和县，建阳（今福建南平）童游里人，他是南宋著名的提点刑狱公事②，也是我国古代杰出的法医学家。宋慈一

---

① 管理图书、编修国史等事务的机构，通称为馆阁。
② 简称提刑官，是我国古代宋代特有的官职。

生怀有求真务实、认真谨慎的科学精神，也敢于向世俗发起挑战。他将自己毕生经验、研究、思想等编撰成著作《洗冤集录》五卷，这是我国古代第一部法医学著作，也是世界第一部法医学著作，名贯中外，对医学尤其是法医学的发展做出了巨大贡献。中外法医界也普遍认同宋慈开创了"法医鉴定学"，并尊称宋慈为"法医学之父""世界法医学鼻祖"。

（二）医术品德

1. 求真务实做提刑

宋慈能成为南宋著名的提刑官以及法医学家，是受其父亲的影响。宋慈的父亲宋巩曾在广州担任过节度使推官，专门负责管理刑狱，常常从事一些刑狱案件，工作尤为特殊，也时常会遇到一些法医检验类案件，因而宋慈从小便耳濡目染，对刑狱案件等也产生了一定的兴趣。宋慈在担任提刑官期间，一直坚持求真求实的科学精神，其对宋时官府将刑狱案件交给一些没有经验的人办理，且部分官员又不对案情进行检验分析导致很多冤假错案而愤恨不已，时常反对并批判此类现象。他在《洗冤集录》中讲道："狱事莫重于大辟，大辟莫重于初情，初情莫重于检验。盖死生出入之权舆，幽枉屈伸之机括，于是乎决。法中所以通差今佐理掾者，谨之至也。"从中可以看出，宋慈非常重视狱事案件的事实检验，强调检验勘察务必周密谨慎，寻求事实，绝不可对检验之事敷衍了事，必须认真负责。同时宋慈也在《洗冤集录》中提道："慈四叨臬寄，他无寸长，独于狱案，审之又审，不敢萌一毫慢易心。"从中亦可以看出宋慈对待检验一直负责审慎，从不曾有丝毫疏忽大意，具有高度的职业精神，以及对生命无比敬畏的德行风范。

2. 挑战世俗查真相

宋慈不但具有求真务实的敬业精神，同时也具有不畏世俗、追求真理的高尚品格。宋慈在尸检期间，坚决反对之前将隐秘部分进行遮盖以免"妄思""妄动"的伦理观和做法，认为这是对死者、对事实的极其不尊重，甚至会使一些人员利用这种伦理观和做法去掩盖案件本身的真相，从而导致一些冤假错案。因此宋慈打破世俗，强调并告诫尸检时务必不能使人遮蔽隐秘之处，尸体的所有孔窍，都务必要仔细查验，并确认其内是否有刀、针、利器等致命物体。还特意指出检验妇女尸体，更不要避羞，应该至光明平稳之地进行细心查验，他甚至提出，如果死者是富家仕女，还要置于大道上进行尸检，让所有人都能见，从而也避开嫌疑。宋慈这种尸检的求真求实态度，在当时与世俗伦理相冲突，其不畏世俗、敢于求真求实查真相的精神，值得每一位官员、法医传承学习。

3. 乐于传承凝经验

宋慈为官一生，曾四次担任提刑官，一生秉承民命为重的原则，同时大力提倡求真求实的精神。他深知在判案断案过程中，尸检尤为重要，并且技术性很强，甚至难于为活人治病疗伤，这不仅要求尸检员要有良好的品行道德，更应具有扎实的医学功底。宋慈为了夯实自己的医学基础，勤奋钻研医学书籍，尤其是生理、病理、药理等相关的医药著作，并将自己所研所学运用于尸检之中，"让死者开口说话"，同时他还在前人的实际经验基础之上，进行全面总结，并创新和研究新的检验方法和技巧，使其更加具有条理性、系统性和理论性。在丰富的法医经验和潜心的刻苦钻研的基础上，宋慈编撰成《洗冤集录》，该书记录了翔实的检验方法、技巧，以及许多实际有效的解毒与急救方法，为此后历代刑狱官员所必备的工具书，并且此书先后被翻译成朝、日等多种文字进行传播，影响极为深远，也成为当今法医门类的参考书籍。

六、陈自明

（一）人物生平

陈自明，字良甫，晚号药隐老人，抚州临川（今江西省抚州市）人，是南宋著名的医学家，尤其精通中医学的妇科和外科，被评为江西历史上的十大名医之一、我国历史上杰出的妇产医学专家。陈自明出生在医药世家，祖上三世学医，他从小便跟随父亲学习医术，家中医药藏书甚多，他又自小勤奋好学，医学才华横溢，相传他 14 岁时便已经通晓《神农本草经》《伤寒杂病论》等医药巨著，而后还担任过建康府（今江苏省南京市）明道书院之医谕。陈自明在博览医书之时，发现宋代之前关于妇科疾病诊治的医学资料过于简单，并未系统钻研过，于是他迎难而上，汇集前人之医学成果和祖传经验，加以整理和研究，并在临床实践中总结，最终于嘉熙元年（1237 年）完成了我国历史上第一部妇产科专著《妇人大全良方》二十四卷的编撰。除此之外，他还撰有《管见大全良方》（此书已佚不传，但在《医方类聚》中散有部分）和《外科精要》三卷等医药书籍，其中《妇人大全良方》和《外科精要》保存至今并分别成为妇科学和外科学的重要书籍及其理论奠基。

（二）医术品德

1. 年少勤学治怪病

陈自明世家为医，他便从小耳濡目染，在《妇人大全良方》第十五卷《妊娠脏躁悲伤方论第十三》中记载着一段关于陈自明年少时期的杏林佳话。相传陈自明有位同乡叫程虎卿，其妻子程黄氏已怀孕足四五月，但突然被怪病困扰。据说程黄氏每到白天就悲伤难过，眼泪不止，为此请了不少的医者和巫人进行诊治，最后都没有效果。见自己妻子程黄氏每日为怪病困扰，程虎卿焦急不已，更是不知所措。时年十四岁的陈自明，正在家中学习医术，从为医的父亲那里一得知程黄氏的怪病，便有了自己的想法，并托人告知程虎卿："记忆先人曾说，此一证名曰脏躁悲伤，非大枣汤不愈。"于是程虎卿查阅了古书典籍，看后甚是欢喜，果真有这一说，于是对症施药，故而程黄氏一用药便痊愈了。

他年仅十四，便能运用古人之药方治愈他人难治之症，可见陈自明自小便勤奋好学，且有自己的所思所想。此段杏林佳话更是说明年少的陈自明已对妇科之病颇有留意和研究。

2. 勇担重任研妇科

陈自明一生与医生、患者交往甚多，但对当时医疗界所存在的种种弊端如巫医、庸医等现象极其不满，尤其对于妇科不受医者重视颇为不安。陈自明深知妇女之病极其复杂，包括妇人产子之难，时常有妇产患者最后因无法得到救治而失去生命，纵使有妇产患者勉强生存下来，但也有妇科病缠身，难以治愈。陈自明博览古籍，发现记载妇人之病甚少，前人的许多智慧及经验并未得到系统的总结研究，于是他便勇敢担当起研究妇科疾病的责任并编撰成书。因此，陈自明遍览医书，博采众长，将前人的著述加以归纳整理，并结合自家传授的经验名方进行整合研究，终于编成《妇人大全良方》，这是一部对后世妇产科学颇有影响的专著。

正如《妇人大全良方》中著述"盖医之术难，医妇人尤难，医产中数体则又险而难"，医学之中妇科和产科风险大且诊治最难，但陈自明不畏困难，勇担医者之大任。

3. 思想积极显医德

陈自明不仅医术精湛、名扬四方，其医德思想也备受众人称道。陈自明在《妇人大全良方》中提到古人曾说"世无难治之病，有不善治之医；药无难代之品，有不善代之人"，即认为世界上没有不可以治疗的疾病，唯有不善于治病的医者；也没有不可以替代的药物，只有不善于灵活用药的医者。由此可见，他在行医实践中敢于医治难治之症，同时又具有灵活用药的医术和胆识。相传，陈自明还有一点值得称颂，他时常痛恨一些只看钱财利益的庸医，尤痛恨部分医者将所得药方进行更名换样作为祖传秘药，予以揽财和炫耀。陈自明医德高尚，对待患者无论富贵贫穷皆同等相待，如遇实属困难者甚至会分文不取，并且将自己世家为医的祖传秘药编入书籍，以便世人采用。

陈自明作为医者怀有如此积极向上的思想、认真负责的态度、大公无私的精神，彰显了其高尚的医德风范。

第三节　对医家及其医德的评价

由于两宋社会环境相对繁荣稳定，经济、科技和文化的快速发展及统治者重文轻武治国策略下对医学的高度重视，两宋时期医者的医术水平和医德水平都得到了显著的提高，时人对医者和医德的评价也颇高。

经济的繁荣稳定，为时人及医者提供了注重养身和潜心钻研的社会背景；科技的创新发展，为医者提供了大量的医药资源及书籍；政府的高度重视，为医者提供了良好的医术和医德教育；理学的逐渐兴起，为医者提供了更规范的行为准则。两宋时期医者不但医术水平较之前代更为精进，医德素养也普遍有所提高。时有北宋太学博士秦观曾在《赠医者邹放》中评价医者邹放"百工皆圣作，惟医有书传。绪余起人死，妙处实通天"；脱脱等在《宋史·庞安时传》中评价北宋名医庞安时"踵门求诊者，为辟邸舍居之，亲视药物，必愈而后遣；其不可为者，必实告之，不复为治"；黄庭坚也曾在《庞先生伤寒论序》中评价庞安时"然人疾诣门，不问贫富，为便房曲斋，调护寒暑所宜，珍膳美蔬，时节其饥饱之度。爱老而慈幼，不以人之疾尝试其方，如疾痛在己也。盖其轻财如粪土，耐事如慈母而有常，似秦汉间任侠而不害人，似战国四公子而不争利"；南宋永嘉医派卢祖常曾评价陈无择"先生轻财重人，笃志师古，穷理尽性，立论著方，其持脉也，有若卢扁饮上池水而洞察三因；其施救也，不假华佗剖腹刳肠而彻分四治"；更有范仲淹"不为良相便为良医"……由此窥见，时人对医者地位的评价和医术医德的评价都较高。

另一方面，时人也将违背医德规范的医者称之为"庸医"，《宋史·食货志上》中曾记述："令太医择善察脉者，即县官授药，审处其疾状予之，无使贫民为庸医所误，夭阏其生。"更有北宋著名隐逸诗人林逋曾在《省心录》中痛斥、批判庸医："无恒德者不可以作医，人命死生之系，庸人假医以自诬，其初则要厚利，虚实补泻，未必适当，幸而不死，则呼需百出，病者甘心以足其欲；不幸而毙，则曰饮食不知禁，嗜欲有所违，非药之过也。厚载而出，死者何辜焉？世无扁鹊望而知死生，无华陀涤肠以愈疾，轻以性命托庸医，何如谨致疾之因，固养生之本，以全天年耶？呜呼悲夫！"

总体而言，两宋时期时人对医生之医术及其医德的评价主要持赞扬之态，但对于一些违背医者道德、医术低劣、重利轻义的庸医予以强烈的谴责和反对，这也说明时人对医者的医德、医术的要求逐渐提高。

第四节　医学教育

结束了唐末割据和五代十国的动荡分裂局面，宋王朝再次统一全国，虽然边疆面临不少侵扰，但是两宋战事并不十分频繁，因而医学教育也在多种因素下得到了充分的发展。两宋时期的医学教育是我国传统医学教育发展史上的一个鼎盛阶段，医学和医者地位的不断提升，甚至超越了唐朝，医学政策的实施也彰显着仁政的思想。两宋对医生的培养，不仅对宋王朝的发展起到了举足轻重的作用，也对后世习医术技能、习医德文化具有重要启示意义。

一、两宋时期的医学教育

两宋时期对医生的培养，深受政治、经济、社会、科技的影响，除师徒传承、世家祖传、自学为医以外，相较于两宋以前的任何朝代，医学教育尤为突出。隋唐太医署可以说是世界上最早的由政府主办的医学校，而宋王朝在继承隋唐医学教育的基础上，不断改革、完善，又得到了更进一步的发展。

（一）医学教育机构独立，分科教学更趋合理

隋唐时期的太医署不仅仅负责朝廷的医政事务管理，还负责医学教育，但是宋代开始将医政管理和医学教育明确划分，专门设置了翰林医官院、太医局，分别负责医政管理和医学教育。当然，医学教育机构太医局的设立，也经历了一个长期的发展过程。

宋王朝建国初期，也曾仿照唐朝设置太医署，但缺少医学教育的职能，更没有一个具体的医生培养体系，因此所需要的医者都是在民间甄选。淳化三年（992年），太医署改名为太医局，但是仍未开展医学教育。直至宋仁宗庆历年间，范仲淹主持国策改革，其改建的太医局旨在选取一批医术高超的医官，隶属于太常寺，通过在太医局讲学招收学生和医学人士，并且从翰林医官院中选取孙用和、赵从古等太医作为医学教员，教习《素问》《难经》等医学基础。初时，太医局对医学生并没有名额的限制，没有设立专门的考试制度，也并未

得到官方的正式认可，但是医学教育已初见规模。直至王安石变法之时，太医局正式设立官阶，脱离于太常寺，然后成为独立正式的医学教育管理机构。

宋时的医学教育仍然采取的是分科教育，嘉祐年间，分为大方脉（内科）、风科、小方脉（儿科）、产科、眼科、疮肿科、口齿咽喉科、金镞兼书禁科和金镞兼折伤科共九科。医学教育学科进一步细分为大方脉、风科、小方脉、针科、灸科、口齿科、咽喉科、眼科、耳科、疮肿科、伤折科、金疮科和书禁科共13科。然而元丰改制后，太医局又隶属于太常礼部，医学教育分科又在嘉祐年间分科的基础上将金镞兼折伤科换为针灸科，仍旧保留9科分类，此分类也更趋合理。至此之后，医学教育的分科基本没有太大变化，一直沿用至宋末。

（二）设立入学考试制度，实施"三舍升试"之法

北宋太医局设立初期，并没有入学考试，也没有名额限制，但是随着太医局规模的不断扩大，医学学员的水平也逐渐显露出差别，并且医学教育制度也逐渐形成，故而设立了入学考试制度，考试内容除《素问》《难经》和《诸病源候论》等公共基础科目外，《神农本草经》也是必考科目，同时还会根据分科进行专科考试，这也是期望通过入学考试来提高医学生的整体水平。最初设立入学考试时，招收人数定额为120人，据载当时学习者已经有161人，于是通过入学考试淘汰了41人作为候补学员，候补学员人数不受限制，凡是符合条件的都可以报名，如有官员做担保即可入学习医。这些候补学员可以在正式学员缺位或者淘汰时，通过规范的选拔成为正式学员。嘉祐五年（1060年），医科分为9科，并规定凡是前往太医局学习医术者，必须年满15岁，首先向太常寺报名，还需要命官、使臣、翰林医官、医学等人做担保，以及学生三人之间互相结保监督，然后在太医学学习医学一年后才能参加入学考试，合格且有名额时正式成为太医局的医学生，一旦成为太医局的正式医学生即可获取朝廷的俸禄。

宋徽宗崇宁年间，在保留太医局的医学教育和医学管理职责的同时，进一步设立了中央医学即"太医学"和地方医学即"县医学"，负责医学生的培养。在中央设立的太医学隶属国子监，与太学、武学、律学"三学"的规章制度一致，至此医学教育达到最高地位。同"三学"一样，太医学一样采取"三舍法"，学生定额增至300人，在三舍中实施分斋教学。太医学与太医局入学考试制度基本无异，只是学生来源上存在差异，太医学是真正意义上的全国医学生选拔。王安石创立的"三舍"升试法最早应用于"三学"教育之中，直至太医学设立，又将"三舍"升试法应用于医学教育之中。"三舍"升试法在医学

教育中的应用，先是将通过入学考试的 300 名医学生按成绩排名分为 40 名上舍生、60 名中舍生、200 名外舍生。学生都会接受季度的"私试"和年度的"公试"，并且每次考试范围都会公开告知。每一年终都会将所有"私试"和德行表现评定为上中下三个等级，并且只有上舍生、30 名中舍生和 120 名外舍生才能接受评定。最终只有评定和"公试"都为上等的学生可直接授官，一上一中或均为中等的可参加三年一度的殿试，一上一下、一中一下或均为下者则补为内舍生，其余会视情况降舍或除名退送。入学考试制度和"三舍"升试法的实施，在很大程度上提高了两宋时期医学生的培养质量，也提升了医者和医学教育的地位，对我国传统医学的发展具有重要意义。

（三）考核制度不断完善，加强地方医学教育

不管是太医局，还是太医学或县医学，学生在入学考试正式通过之后的日常学习过程中，仍要参加诸多考试和考核，由此决定医学生的晋升和淘汰。太医局的日常考试还与补贴相关，分数越高，得到的补贴就越多，补贴也分为上中下三个等级，获得补贴的学生只占总学生的三分之一，其他人只是免食宿，当然排名最后的学生则将被淘汰。此外，正式学生还需要定期前往指定地点为平民看病诊治，其效果优劣仍旧与补贴相关。待在太医局成为正式学生，三年学满之后，符合条件的学生可以参加医官的选拔，成功者即正式成为翰林医官院的医官。太医学和县医学，主要通过入学考试后实施"三舍"升试法进行考核。总体而言，两宋时期在注重医学教育的基础上，也在不断探索与完善医学考核制度，这对加强中央和地方医学教育具有重要意义。

两宋医学考试制度的初步设立，主要体现在前面的入学考试制度，如嘉祐年间太常寺提及"虽通他经，于《本草》全不通者，亦不预收补"，由此可见，当时医学考试的初步规范以及侧重于对药物临床应用的考核。再者，临床考核制度也逐渐建立，医学生曾被要求定期到城中为平民治病，以及轮流给"三学"的学生及将士们治病，并将治疗效果和医德纳入考核，如果医学生失误多，则会被给予处罚，严重者甚至会被勒令退学。另外，学校考试制度不断完善，"补试"为医学的招生考试，"私试"则每季度一次试三场由本学长官负责，"公试"则由宋朝皇帝派官主考分两场。此外，医者及医官录用考核的设立，通过"三舍"升试法等其他考试制度的建立和完善，也进一步使医者及医官的录用考核制度逐步健全。

两宋时期，医学教育机构的独立、分科教学的合理、考试考核制度的完善、中央及地方医学教育的加强，都在一定程度上积累了经验，提高了医学和医者的地位，推动了我国传统医学教育和中医学的发展。其对医生的培养和考

核，不止体现在医术技能方面，也体现在对为医者德行风范的培养上。如考核之中有对"德行"表现的考核，学习科目之中还有《诗》《书》《礼》《易》《春秋》等儒家经典，这些内容皆在很大程度上促进了两宋传统医德文化的形成，并对当代医者的医德培养具有重要意义。

二、两宋医德文化的当代启示

两宋时期医学大家所阐发的医德修养是我国传统医德文化的重要组成部分，对当代医务工作者和医学生的医德教育具有一定启示。

（一）加强修养，树立正确三观

两宋时期的医学教育尤为看重医者的个人修养，如南宋名著《小儿卫生总微论方》卷一《医工论》记述："凡为医之道，必先正己，然后正物"，又如官方医学教育要求医学生必须学习儒家文化、熟知经史百家，强调为医者必须要先具有良好的道德修养，才能切身体会并解决患者的疾苦。时至今日，我们依然深知为医之责事关人之性命，为医治病必当心术正直，万万不可利用医术坑害他人。因此，凡为医务工作者、医学生，均应加强自身的修养，树立正确的世界观、人生观、价值观，践行社会主义核心价值观要求，在此基础上端正自己从事医务工作的动机，拥有健康积极的职责认识，坚定自己为医的理想信念，并为之不懈奋斗。

（二）勤学苦读，锤炼精湛医术

两宋时随着"儒医"的出现，时人常常用"良医"和"庸医"来评价医者，凡是医术精湛、医德高尚之医者则为良医，凡是医术低劣或违背医德伦理者则为庸医。庸医不但使患者得不到良好医治，甚至会危及其性命。而医学作为一门人类生存必不可少的科学，医务工作者及医学生不仅要有正确的三观及良好的个人修养，更应该有精湛的医疗技术，才能真正做到救死扶伤。随着医学门类的不断细化，各类医学学科不断被研究并运用于临床，我们的医务工作者及医学生必须孜孜不倦地勤学苦读、刻苦钻研、认真观摩、终身学习，在夯实理论基础和加强临床实践的基础上精进自己的医术。于医学生而言，更应该在接受医学教育阶段，加强自己的人文修养，同时刻苦学习医学理论知识，夯实自己的医学基础，找准自己在医疗领域的方向并精勤学习，扎扎实实打好每一学科的理论基础，在见习、实习、规陪期间多学、多看、多练、多总结，为自己进入医生这个职业奠定坚实的基础。于医务工作者而言，更应该坚持好学之常态，坚持终身学习，加强医者之间的沟通交流，勤于参加培训学习和临床实践，精进自己的医疗技术。

（三）赤诚至善，乐为患者服务

纵观两宋时期的医学大家，无一不是医术精湛、医德高尚之人，如钱乙、庞安时、唐慎微、宋慈、陈自明等，他们心怀"仁心"，施以"仁术"；他们不分患者贫穷富贵，同等对待；他们不求利益至上，重义轻利；他们不追求升官发财，谦虚谨慎；他们不管风霜雨雪，有求必应……这样赤诚至善的医德风尚，仍值得我们继承发扬。随着医疗卫生事业的不断发展，我们的医患关系也变得尤为敏感，和谐的医患关系不仅有利于医疗卫生事业的发展，也是构建和谐社会的重要方面。作为当代的医务工作者及医学生，也应在对患者施以医术救治的同时，赤诚服务患者。同样，不管患者家庭富有还是贫穷，在救治时应该予以一样的尊重和对待，不可因为其富有而特殊优待，不可因为其贫穷就草草诊治；不得为了获取利益，收取红包或好处，更不能为患者开出不必要的检查项目、不符合实际需要的药品数量，若有能起到同样药效且价格便宜的药物则应优先考虑；不得为了自身名利去贬低其他医者，应当互相尊重，相互沟通学习；加强与患者之间的沟通和交流，应具有浓厚的人文主义关怀。

（四）勇担责任，甘于敬业奉献

医者之责任在于治病救人、救死扶伤，当遇到急救和困难时，要敢于担当、甘于牺牲奉献。北宋时期瘟疫横行，著名医者庞安时勇担医者责任，进入瘟疫之地寻求医治的根源，同时自己身体力行，最终治好了当地的瘟疫，因而名芳千古。当今，我们时常为过路医者抢救突发疾病的患者、为医者连续手术十几个小时而累到休息在手术室、为医者逆行抗击疫情等感动不已，这是医者勇担治病救人、救死扶伤的责任。当代的医务工作者及医学生在面对患者时，应当尽心尽力、全力医治；在流行病、传染病横行时，勇担医者之使命，主动请战抗击疫情。2020 年暴发的新型冠状病毒肺炎疫情席卷全球，无数医务工作者甘于奉献、不怕牺牲，逆行前往抗击疫情的最前线，他们的医术医心，为患者带去生的希望，这样的敬业奉献精神值得我们每一位医务工作者、医学生、民众的敬佩和学习。

（五）潜心科研，助力医学发展

医学科学博大精深，只有历代医者孜孜不倦、潜心钻研方可窥知一二。两宋医学随着医学科目的不断细分，医者在各医科科类潜心研究，穷其毕生心血，如钱乙研儿科、庞安时专研伤寒学、唐慎微专研本草、宋慈专研法医学、陈无择专研"三因学说"、陈自明专研妇科和外科等，终为后世医学发展奠定基石。随着科学技术的发展，当下已经攻克了很多医学难关，但仍然有众多医学难题没有解决，这也需要我们当代医务工作者及医学生具有孜孜不倦、潜心钻研、求真务实的科研精神，善于发现问题、敢于提出问题、乐于研究问题，为人类医疗卫生事业的发展助力。

本章小结

两宋时期的医德文化，深受当时政治、经济、社会和科技等环境的影响，紧紧围绕着"仁""精""诚"的主线，但又带有继承性、批判性和时代性的特点，在以钱乙、庞安时、唐慎微、陈无择、宋慈、陈自明等为代表的医家对医德的传承中，中国传统医德文化得到了进一步的丰富和弘扬。

同时，两宋时期医德文化对于加强当代医务工作者和医学生的医德培养也具有重要意义，一是有利于培养合格的医务工作者，一名合格的医务工作者不仅要有精湛的医疗技术和坚实的医学理论基础，也要有高尚的医德情操；二是有利于传承和弘扬中国传统文化，助力社会主义精神文明建设；三是有利于促进当今医患关系的健康发展；四是有利于促进医学技术的发展。

第六章　金元时期的医德文化

金元时期，民族和阶级矛盾异常突出，战乱频仍，疾病流行。面对新病和旧习的矛盾，加上统治者本身健康的需要，当时对医学界采取兼收并蓄和宽容以待的政策，因而金元四大家等医家名人先后崛起，为我国医学发展开创了新的局面。金元时期的医德文化除了继承济世救人的传统道德之外，还突出表现在关心人民疾苦、热心救治、淡泊名利、作风正派的道德风尚和勤奋好学、钻研学术、尊古不泥古、大胆探索的创新精神，以及热爱医业、重视教育、普及医学、勇于实践的态度和作风。

第一节　医德状况概述

一、医德存在的社会背景

（一）政治背景

中国历史上的金元时期，是又一个少数民族掌握统治大权的时期，虽然打破了过去汉族一统天下、较为僵化的政治局面，但其时对医学的重视程度远不及北宋时期。为了巩固政治地位，金元统治者根本无暇顾及对医学的有效监管和正确引导。然而，在这种特殊的政治背景下，金元时期的医学却迈进了全面发展的重要历史机遇期，中医学迎来了学术史上"新学肇兴"的新时代。一方面，国家对医学的监管不力和缺乏引导给医学的发展带来了充分的自由发挥空间；另一方面，战乱、劳役、饥馑等众多因素导致疫病流行，促使大批富有创新精神的医者对疫病、内伤、虚劳病等疾病的病因、病机及其辨证论治进行深刻、系统、全面和专门的研究。金元诸医家就是在这种复杂的历史背景下应运而生，他们结合自身的临床实践，从不同角度、在不同层面上对《黄帝内经》进行阐发，形成了各具特色的医学流派。

此外，金元两朝的民族政策，客观上导致大批儒士仕途不畅或受阻。金朝女真族统治者在任用官员时控制重要岗位的汉族官员数量，某些汉族官员即使能被任用也不得染指实权。元朝统治者则实行民族分化政策，将国人分成蒙古、色目、汉人和南人四等，在官吏选拔、任用、法律地位、科举名额和其他权利与义务等方面按等级区别对待。加之其时部分汉族儒士以事少数民族政权为耻，主观上切断了自己的仕途。因此，金元统治者的民族政策，彻底颠覆了汉族儒士"学而优则仕"的传统价值取向，他们中的先知先觉者秉持"不为良相便为良医"的观念，果断放弃仕途，转入医门，出现了"至人不居朝廷，必隐于医"的现象。例如，易水学派的开山祖师张元素就因科举考试时"犯庙讳"仕途受阻而潜心医学，与其有相似经历的金元医家还有张庆嗣、纪天锡、麻知己等。在这样复杂的政治背景下，大批儒士转入医门，可谓为医学的发展注入了大批新鲜血液。他们大多具有深厚的儒学修养，知识结构不同于传统的"各承家技"者，大都思维敏捷，富有创新精神，对疾病的认识更加全面和深刻，有利于医学理论的升华和提高。

（二）经济背景

金元时期，民族与阶级矛盾尖锐，兵连祸结，疾病流行，人民深受灾难之苦。自公元1115年女真族建立金国，至1234年蒙古族联南宋灭金，南宋北金对峙了百余年。在此期间，中国北部和中原广大地区，沦为各政权统治阶级争夺的战场。金统治者在政治上镇压异族反抗，在经济上推行落后的奴隶制，残酷地剥削劳动人民，致使经济形势严峻，加之灾祸连年，疫病流行，人民处于水深火热之中。元忽必烈执政之后，表面上局势稳定，但由于权力之争，国蠹民穷，加之当时社会上传染病的疫情严重，百姓疾病缠身，生活于苦难之中。

为了拯救身处水深火热中的百姓，并满足统治者本身健康的需要，虽然金元时期社会经济萧条，但医学界兼收并蓄，具有革新意识的医家先后崛起，他们钻研医理，探讨病机，寻求济世救人的新办法，深受百姓爱戴。

（三）文化背景

金元时期，少数民族入主中原，不仅对中原传统文化带来强烈冲击，对中国社会也造成了极大影响，人们甚至开始怀疑被奉为千古不变的正统政治哲学。医学学派的兴起也从侧面体现了金元时期文化的多样性。

一方面，儒家学术争鸣的文化氛围在极大程度上影响着金元医学学派的兴起。"儒之门户分于宋，医之门户分于金元"，既说明了金元时期医学流派丰富多彩的客观实际，又隐含了儒医在当时医学发展中的主导地位。金元许多医家，如张元素、刘完素、王好古、朱震亨、成无己、戴启宗等都是先儒而后医，是著名的儒医。因此，儒家学术争鸣必然反映到医学界。另一方面，跨地域和多领域的文化交流扩大了金元时期医学界的学术视野。金元时期，由于疆土拓展，横跨亚欧两洲，亚欧各民族间的接触和中西方文化交流较为便利，西方和中亚的医学大量传入中原。13世纪中叶，欧洲人和阿拉伯人等曾先后到北京行医，把西方和阿拉伯人所习用的治病方法和药物介绍到中国，也加大了西方医学对中国医学文化的影响。此外，金元时期战乱不断，百姓流离失所，医者也不得安居，只好游艺于医。这种游艺生涯，不仅推动了我国不同领域的文化融合，也促进了国内各地的医术交流。

二、医德文化的主要内容

金元时期，民族和阶级矛盾凸显，战争不断，疾病流行，出现了许多烈性传染病。面对新病和旧习的矛盾，刘完素、张元素、张从正、李杲、朱震亨等医家先后崛起，他们探讨病机，寻求济世救人的新办法，出现了医学百家争鸣的局面。金元医家，虽是各立其说，各有创见，但其所推崇的医德文化却有不少相同之处，主要包括以下内容。

（一）勤奋好学，钻研学术

金元时期多种学派兴起，学术氛围和谐宽容，是以虽然战乱频仍，但医学界呈现出学术繁荣发展的景象。金元时期的大多数医者都具有勤奋好学、苦心钻研学术的良好品德，因而在病机理论和临证用药等方面大都拥有新的发展和独特的医学建树。

河间学派创始人刘完素自幼聪明好学、喜读医书，从25岁开始研究《素问》，一边钻研一边行医，三十五年如一日，可谓勤奋不倦，学识渊博；李杲出生于富裕家庭，花费千金拜易州张元素为师，致力学医，为了总结几十年从医的实践经验，纠正当时庸医用药的错误，他用时16年，从理论上阐明"内外伤辨"，为了传承后人，在68岁时完成《内外伤辨惑论》一书，而完成《脾胃论》时，他已有70岁高龄，可谓用毕生精力钻研医学学术；朱震亨自幼聪明，记忆力超群，30岁时因母亲患脾疼，众多医者束手无策，于是他立志于医，遂取古代经典医籍仔细阅读，三年便有所得，40岁时专门研究医学，深入研读《太平惠民和剂局方》（简称《局方》），手抄一册，日夜学习，后来发现"操古方以治今病，其势不能尽合"的不足之处，便决心出游访求名师。

（二）济世救人，淡泊名利

金元时期，战乱频仍，疾病流行，百姓生活在水深火热之中。金元时期的医家深知百姓疾苦，大都拥有济世救人、淡泊名利的高尚品德。他们不屈服于权贵，不妄图名利，治病救人，不辞辛劳，深受百姓爱戴。

刘完素拥有超过常人的心胸，他视功名利禄为粪土，金朝的章宗皇帝曾三次召他入朝为官都被其拒绝，他只愿行医民间，因此被赐"高尚先生"之美誉；张从正虽然治好不少士大夫，但其患者还是以医治一般劳动群众居多，而且他十分同情劳动人民的疾苦，不畏强权，敢于一视同仁；李杲身处南宋，当时社会民族矛盾尖锐，兵连祸结，饥馑疫疠流行，他对劳动人民的疾病十分同情，认真治疗，还将自己亲自试用过的有效良方印成揭帖，悬挂于交通要道，使患病群众对症服药；朱震亨因为医学造诣深、名望高，每天都有四面八方的人来请他医治或出诊，面对病人的请求他无不立即前往，即使风雪漫天、道路泥泞也不停止出诊，贫苦的病家拿不出药费来，朱震亨无不免费赠予，对遭到急难困苦而无处求告的，他还主动携带药物前往救治。

（三）重视教育，普及医学

金元众医家不仅勤奋好学，乐于钻研，而且非常重视教育，注重自己医学成果的传承和普及，为中国医学的不断发展和壮大做出了很大贡献。

张元素以研究脏腑病机为中心，成为一派医家之开山鼻祖，其对于脾胃病的治疗方法成为易水学派弟子相传的家法，其弟子李东垣、王好古均成为名医，他所撰写的《脏腑标本寒热虚实用药式》一文，后被李时珍收入《本草纲目》之中，可见其在医学领域的学术影响之大。李杲晚年访遍友朋，只为寻找品学兼优的学生，传播医术，造福后代，他弘扬医学造福世人的高尚情怀值得世代相传。

（四）尊古不泥古，敢于创新

医学的发展，自唐宋以来就偏重于对药物和方剂的搜辑，医家和病家逐渐形成了一种不求医理、按证索方的风气。而金元医家都注意勤求古训，精研细思，取其精华，去其糟粕，在前人的医学理论和临床经验的基础上，善于结合自己的实践加以阐发，具有尊古不泥古、敢于创新的高尚品德和实践精神。

张元素平日虚心研习古代的医学理论，但却不拘泥古方，用旧的治疗方法来治疗现在的疾病是没有用的，因此他灵活地吸收前人的经验，结合自己数十年的临床实践，不断总结，以研究脏腑病机为中心，创立了较为系统的脏腑寒热虚实辨证体系。在张元素"古方新病不相能也"的革新思想的影响下，李杲分析当时的种种病因，批评庸医食古不化、滥用《局方》的弊病，并总结了自己用药的道德原则，不仅注意"内外伤辨"，辨证施治，而且注意临证记录以积累资料，这种重视客观实际，反对虚妄的科学态度和作风，是十分可贵的。朱震亨是金元四大家中的养阴派首创人，其所创学派又是四大学派最晚出的学派。朱震亨在医德方面最突出的特点就是不囿于学派之见，他承认前人的成就，肯定别家所长，因此在学派林立之时，他没有对别家采取否定一切的态度，而是有自己独到的见解，还大胆地将一些理学观点运用到医学中来，以上无不体现其不泥古方、力求创新的思想。

（五）作风正派，品德高尚

金元医家虽处于战乱频繁、疫病流行的动荡时期，但是他们正派的作风，高尚的品德为世人所称赞，流芳百世。

刘完素秉持发奋读书、积极钻研、深入民间、扶危济困的作风，一生勤勤恳恳，热忱为民，因而在人们心中享有崇高的威望；张从正以医为仁术，修德敬业，对待病人无论贫富贵贱、华夷愚智都一视同仁，在当时医生用传统方法治不好病人没有责任，但用新方法治不好病人就要承担风险的背景下，敢于用新法治病，失败不怕人怨，成功不怕人妒，有一个品德高尚的科学家的襟怀和作为；李杲为人忠诚老实，厚道严肃，交友谨慎，与人相处从无戏言，且非常强调医生道德修养的重要性，他认为道德需要内化，需要每一个人通过道德体验、道德实践去领悟它，去理解它，然后再去实践它，其洁身自好的高尚品格值得后人学习效仿。

三、医德文化的特点

（一）从实际需要出发，大胆创新

医学的发展，自唐宋以来就偏重于药物和方剂的搜辑，故医家和病家逐渐形成了一种不求医理，按证索方的风气。宋代太医局编的《局方》中的香燥温热之剂，就经常被当时的医者和病人所用，但它很不利于热性病的治疗。然而，金元时期流行的疾病，许多都是烈性传染病（其症状类似鼠疫）。由于当时医方理论不能解决实际疾病问题，在尊重前人的劳动成果的基础上，金元医家往往大胆寻求济世救人的新理论和新方法。例如，刘完素认为病属伤寒，病因是火，当用寒凉之药；张元素也认为病属火，但主张用温补养正之法。因此，金元时期的医学出现了不同的流派，体现了当时医学的百家争鸣，以及医者一切从实际出发、勇于创新的精神。

（二）注重实践，立论有据

金元时期的医学仍处于经验医学阶段，所用的科学方法主要是观察，实验主要是临床验证。因此，这一时期的医家十分重视临证观察，他们积累医案，以事实为依据，以前人的理论成果为参考进行立论，做到尊重事实，立足实践，立论有据。此外，金元医家尊重科学，服从真理，他们既不泥古非今，也不崇今废古，而是做到尊古不泥古，在穷研古籍、勤求古训的基础上结合自身实践，在前人的基础上有所发明，有所创建。

（三）求同存异，彼此尊重

金元时期，医学学派兴起，两派四大家各立其说，各有创见，学术观点不尽相同，甚至出现立论争鸣的局面。但是，学派兴起并没有影响金元医家之间的协作与互相尊重。例如，刘完素和张元素分别为河间、易水两派的创始人。刘完素主火喜用寒凉，而张元素虽亦主火，但主张用温补养正之法，他们彼此观点不同，但却能摒弃文人相轻的恶习。虽然最初刘完素有些瞧不起张元素，但张元素毫不计较，并通过自己的实际治疗效果赢得了刘完素的认可与尊重，刘完素不仅佩服张元素的医术和品德，还对张元素的医技大加赞扬。而张元素也十分注重学习刘完素之所长，还仿照刘完素双解法创制"九味羌活汤"，用来治疗伤寒三阳之症。由此可见，金元医家争鸣创新的目的不是追求个人名利，而是为了发展医学，造福人类。这种目的纯正，胸怀宽广，能够做到求同存异且彼此尊重，这是科学工作者在学术争鸣创新中应有的崇高品德。

第二节　代表医家及其医德思想

金元医家众多，其大都医术高明、医德高尚。他们既有济世救人、敢于创新的共同之处，又有别具一格的观念和特色，现就刘完素、张元素、张从正、李杲和朱震亨五位金元大家的医德思想进行介绍。

一、刘完素

（一）人物生平

刘完素，字守真，别号守真子，自号通玄处士，金代河间（今河北河间）人，人称"河间先生"或"刘河间"。他热爱医业，学识渊博，济世救人，不求名利，研习古籍，勇于创新，开金元各家之先河，是金元四大家的第一医家，深受人们的爱戴和敬重。

（二）医术品德

1. 追求济世愈病效果论的医德观点

"医道以济世为良，而愈病为善。"刘完素认为医者应当以扶贫济困为良道，以治愈疾病为善行。评价医者的医道和医德最根本的一点就是医疗效果——济世和愈病。济世是宏观的效果，愈病是微观的效果。一个医者的医德是否高尚，不在于个人的吹嘘或旁人的颂扬，而在于是否能济世和愈病，这从更宽泛的视角强调了从医之人的责任和义务。据记载，刘完素治病救人不图回报，他专心医治每一位病人，在三十年间所治疗的伤寒病人，二到五日或五到七日好转痊愈的，有四五千人。可见，刘完素非常注重治疗效果。

2. 拥有济世救人，淡泊名利的心胸

刘完素 25 岁开始钻研医学，每日手持医书，勤思苦学，废寝忘食，多年如一日。正因如此，刘完素能在疾病分类和气象医学方面作出巨大贡献。与此同时，刘完素同病家有着密切联系，他的家门前时常有众多求诊的人，往往出现车水马龙的景象。不仅如此，刘完素还四处行医，为人民群众所爱戴。但他拒绝朝廷的征召。1191 年，金章宗的女儿得重症，连御医都束手无策，河间知府吴锐将刘完素推荐给皇帝，刘完素仅用三副中药将其治愈。因此，金章宗曾三次召刘完素入朝为太医却都被拒绝，他只愿行医民间，因此被赐"高尚先生"之美誉。由于刘完素一生勤勤恳恳，热忱为民，因而在人们心中享有崇高的威望。刘完素死后，人们为了纪念他，在他的故里即距河间县城东约 20 里的刘守村建有刘守真墓、碑和刘爷庙，庙中还有刘完素塑像。保定城东也有刘守真庙，河间城西和北京东的药王庙所记的十大名医中同样有刘完素，可见刘完素的名声遍及全国。

3. 推崇人道主义精神

刘完素发展了"五运六气"学说，并特别强调运气的重要性。一方面他承认五运六气分主四时的正常规律，注意到自然界气候变化对人体疾病的发生和发展有着密切关系。另一方面，他又强调人在适应自然中的主观能动性，认为人能主宰性命，丢掉性命的人在于自己，保养性命的人也在于自己，修养不好、寿命不长都在于自己本身。这反映了刘完素的养生之道，强调了人自身在修身养性中的关键作用，阐明了人可以掌握自己的性命，而不是"天数命定"的道理。刘完素把性命的去、留、保归结于人，而且相信人能掌握自己的命运，已经不仅限于病人，而是涉及广泛的群体；不仅限于医疗客体，而是扩展到医疗的主体。这是医学人道主义的一个新的发展，体现了刘完素尊重人的尊严，尊重人的价值的人道主义精神。

4. 主张医生的知识储备应该广博

刘完素自幼聪明好学、喜读医书。他从 25 岁开始研究《素问》，一边钻研一边行医，云游民间四方，足迹遍及北方各地，他勤奋好学，善于思考，医学造诣甚深。他主张医生的知识储备应该广博，认为要成为一名合格的医者，给病人治病，必须明白天文地理知识，阴阳盛损的变化，以及人的生死发展规律，才能知道人的生理本质，从而在给人治病时做到得心应手，药到病除。三十五年间，刘完素"志在内经，日夜不辍"，几十年如一日，可谓勤奋不倦，学识渊博，值得世人学习。

二、张元素

（一）人物生平

张元素，字洁古，金代易州（今河北省易县）人。他从脏腑寒热虚实出发，来分析疾病的发生和演变，并且形成了以脏腑议病说为中心且较为完整的学术理论体系，成为易水学派的创始人。张元素的学术思想形成以后，经过诸弟子及后代医家的继承和发展，在元代成为与河间学派具有不同学术风格的一大流派，两派相互争鸣，又互相促进，最终带来整个金元医学的繁荣。

（二）医术品德

1. 钻研学术，敢于革新

张元素虚心研究学习古代的医学理论，但不拘泥古方。他明确地声称："运气不齐，古今异轨，古方新病，不相能也。"他认为，时代不同，具体气候和患病者的体质等情况不同，病情有变化，不能完全按过去的处方用药。在这种辨证论治思想的指导下，他灵活地吸收前人经验，结合自己数十年的临床实践，不断总结，有了新的建树。其对于脾胃病的治疗方法成为易水学派弟子相传的家法，其弟子李东垣、王好古均为中国医学史上的著名医家。他所撰写的《脏腑标本寒热虚实用药式》一文，探讨药物功效及临床应用，后被李时珍收入《本草纲目》之中，可见其学术影响之大。

2. 心胸宽广，不囿于门户之见

行医之初，张元素没有什么名气，但他并不囿于门户之见，其替刘完素诊治疾病的事情充分说明了这点。有一次，在社会上享有盛名的刘完素得了伤寒，八天水米不进，张元素闻讯赶去探望。起初，刘完素有点瞧不起他，见他进来，转脸冲着墙壁不作声。张元素却不恼不怒，依然细心地为刘完素诊脉看病，说出脉情，又问是否服用过某种药物，刘完素点头称是。张元素告诉刘完素其所服之药主寒，只能越服越重。刘完素听后，大为叹服，按照张元素开出的药方服药后，病很快就好了。张元素从此名声大震，与刘完素相差无几，后来竟自成一家，形成易水学派。张元素不怕名人，也不怕使人为难，为了同道的生命，主动替刘完素诊病，并且坦率地指出其失误，这是一个正直的医家应有的心胸和科学态度。他提倡同行之间要互相尊重，互相学习，取长补短，反对门户之见。所以他与同行交流时谦虚谨慎，虚怀若谷。他与刘完素之间，派不同而行亲，术有别而道同。在给刘完素治伤寒病时，他以精深的造诣和包容的态度赢得了刘完素的认同和爱戴，从此医名不胫而走，享誉四方，这种精神值得后人效仿。

三、张从正

（一）人物生平

张从正，字子和，号戴人，金代睢州考城（今河南兰考县）人。他19岁开始学医，20岁左右便为人治病，60岁以后撰写《儒门事亲》等巨著，为后世留下了珍贵的医学遗产，是金元四大家之一。张从正勤求博采，视病人如亲人，反对轻视医学和阿谀逢迎，反对迷信鬼神和天命，是一个富于创新的河间学派实践家。

（二）医术品德

1. 主张以儒家思想为主导的医德思想

《儒门事亲》是张从正的传世之作。他认为只有懂得儒学的人才能明辨医道，作为孝子不应当不懂得医学，医德的指导思想是儒家思想。他认为先秦儒家思想中有"孝为德之本"，而学医是为了事亲，因此孝又是医德的基础。

张从正还极力推崇儒家"仁"的思想，认为行医治病、施药救人就是施仁于他人。把仁道引进医道，反映了张从正医儒同道的思想。他以医为仁术，修德敬业，强调对医术的深入研讨。他对病人无论贫富贵贱、华夷愚智，都一视同仁，不仅尊重同道和病人，且不自欺、不欺人，知行合一，品德高洁，可以说将宋代儒医的精神发挥到极致。仁爱是医学道德的理论基础，仁爱思想是我国医生伦理思想的根基，"仁爱救人""医乃仁术"便是"仁"的观念在医学中的体现。张从正将医学视为实现其"仁爱"理想的重要手段，把医学提高到仁道和孝道的高度是其对儒医的新解。

2. 坚持做自己，敢于承担风险

张从正对于那些官府认为是罪人的人，在医疗上敢于一视同仁；对于自己同潮流有悖的疗法，敢于坚持己见。他虽然治好了不少士大夫阶层的病人，但还是以医治一般劳动群众为主，而且十分同情劳动人民的疾苦。有一次张从正路过故息城，见一男子枉受杖刑后，疮痛顿发，毒气攻里，其牙关紧闭，汤药不下，百治无效，家属已为其备好后事。于是，张从正立刻为其诊视，施用先吐后下、继发其汗的方法，将这个垂死的病人救活了。

张从正推崇"古今异轨，古方新病，不相能也"。对于那些用传统方法治不好的病，张从正敢于用新法。他说："凡余所治之病，皆众坏之证，将危且死而治之。死则当怨于戴人。又戴人所论按经切理，众误皆露，以是嫉之。"这说明张从正坚持做自己，敢于承担风险，用新法治病，失败不怕人怨，成功不怕人妒，是一个具有宽广胸襟的医者。

3. 爱病人但不讨好病人，顺潮流但不随大流

在当时封建社会的等级制度下，医生与达官贵人、巨贾富商的关系是不平等的。有些病人利用他们特殊的社会地位和金钱，随意指挥医生，最常见的是要求开补药、补药等。当时许多医生，为了讨好权贵之人，往往不分疾病虚实，投病人所好，习惯用补养之法。张从正嘲讽那些权贵一旦患病，就听凭庸医的摆布，认为医生和病人都以为用补养之方无罪，这是是非不分。张从正感叹医界"通今阵古者少"，呼吁医生们努力钻研医学，他认为具有远大志向的医者，应该为不加强学习而感到羞耻。

4. 用行为疗法证明迷信和宿命论的谬误

"天有不测之风云，人有旦夕之祸福"，在战乱、瘟疫、饥饿的威胁下，人的命运朝不保夕，因此人们容易接受宿命论思想。但张从正不相信病是鬼神作祟，他曾指出："谬说鬼疾，妄求符镰，祈祷辟匿，法外旁寻，以致病人，迁延危殆。"他认为，得了病的人将病因归咎于鬼怪作祟，是非常可笑的事情。他曾故意用蔑视巫者的态度以转移病人情志的办法，治愈"困忧结块"的病例。有一患者，在极度悲伤哭泣之后，觉得心痛，一个月的样子便觉得心下结块堵塞，疼痛难忍。张从正便先学着巫者姿态，再以滑稽的语言戏弄巫者，引病人大笑不止，只一两天的时间，此患者便觉无碍了。

5. 认为医患间的信任首先在于技术上的信任

张从正认为保守和妄为都会丧失病人的信任，创新应符合科学，革新也要有个限度。"必标本相得，彼此相信"，他提倡医患之间彼此信任，医者既要相

信病人所说，又要注意分析病情标本，并提出八种情况不可吐的说法：①性情刚暴，好怒喜淫的不可吐；②病家主张不一，信心不坚的不可吐；③颇读医书，理解不深的不可吐；④主病者邪正不辨不可吐；⑤病人乱说乱听，反复不定，不可吐；⑥病势临危，老弱气衰的，不可吐；⑦自吐不止，亡阳血虚的不可吐；⑧诸吐血、呕血、咯血、衄血、咳血、崩血以及其它失血，皆不可吐。八种情况不可吐之说，既反映张从正相信病人，又表明他注意弄清标本，对症下药，对病人高度负责的精神。

四、李杲

（一）人物生平

李杲，字明之，世居真定（今河北省正定县）东垣地区，晚年号称"东垣老人"。李杲拜师张元素，致力于学医，结合长期的临床实践经验提出"内伤脾胃，百病由生"的观点，形成了独具一格的脾胃内伤学说，是我国医学史上著名的金元四大家之一，也是中医"脾胃学说"的创始人。他十分强调脾胃在人体的重要作用，因为在五行当中，脾胃属于中央土，因此他的学说也被称作"补土派"。

（二）医术品德

1. 反对虚妄，重视客观

李杲出生于富裕家庭，他的母亲患病后四处寻医却不知病因，因胡乱用药而亡，这使得李杲非常痛悔自己不懂医学。李杲深感医学关系着人的性命，于是花费千金拜易州张元素为师，从此致力于学医。他认为医者必须为仁爱而学医，学医的目的是治病救人，而不是发财致富、计较名利。在张元素"古方新病，不相能"思想的影响下，李杲分析当时的种种致病原因，批评庸医食古不化、滥用《局方》的弊病，并总结了自己用药的道德原则。他不仅注意"内外伤辨"，辨证施治，而且注意临证记录以积累资料。为了总结几十年从医的实践经验，纠正当时庸医用药的错误，李杲从理论上阐明"内外伤辨"，用时 16 年，在其 68 岁时完成《内外伤辨惑论》一书。他这种重视客观实际，反对虚妄的科学态度和作风，是十分可贵的。

2. 庄重自爱，作风严肃

李杲为人忠诚老实，厚道严肃，交友谨慎，与人相处，从无戏言。他从来不去闹市和人们认为欢乐惬意的地方，一些同辈人心生嫉妒便借口摆设酒宴，请妓女去试探李杲，有的妓女还牵扯他的衣服，李杲对此予以怒骂，并把衣服给烧掉。当时南宋和金朝之间，常有使者来往，在乡绅接待金人使节的宴会上，长官听说李杲年青而且很有操行，便暗示妓女勉强他饮酒，李杲无法推辞，稍稍忍耐一会儿就大吐，并离席而走。李杲虽然生活于等级制度森严的封建社会，但他心性高傲，不愿为"士大夫"之流马前唱喏、逢迎就媚，对一般百姓却是"忠而有性，富而好施"。他非常强调医生道德修养的重要性，认为道德需要内化，需要每一个人通过道德体验、道德实践去领悟它，去理解它，然后再去实践它。李杲庄重自爱、作风严肃的高尚品德值得后人学习效仿。

3. 关心人民疾苦，重视医德教育，普及医学知识

李杲身处南宋，当时民族矛盾尖锐，兵连祸结，疫病流行。他对劳动人民的疾病十分同情，以己之能认真治疗，还将自己亲自试用过的有效良方"特寿之于木""凿之于石碣"，印成揭帖，悬挂于交通要道，使患病群众对症服药。晚年，李杲为传播医术，造福后代，他访遍友朋，只为寻找品学兼优的学生。直到友人周都运告诉他："廉台县的罗天益，品行敦厚朴实，曾从事医学事业但因为感到自己无法精通而表示遗憾，有志于继续学习。您想要传授医道，这个人可以。"李杲见到罗天益后问道："你来学习是为了做赚钱的医生呢？还是为了做继承和发扬医学的医生？"罗回答说："只是继承和发扬医学而已。"李杲于是欣然接纳。罗天益家境贫寒，李杲为了使他安心学习，不但供给食宿，而且还给白金二十两让其安家。李杲临终前，亲自校勘整理平常所写的书，分门别类，摆在书案上面，嘱咐学生罗天益说："这些书交给你，不是为了我李杲，也不是为了你罗天益，而是为了天下后世的人们。你要小心保存，不要让它淹没失传了，要推广并使它流传下去。"李杲这种为子孙后代造福，无保留地传授医学，重视医德教育的高尚品德，非常值得效仿。

五、朱震亨

（一）人物生平

朱震亨，字彦修，元代婺州义乌（今浙江省义乌市）人。因久住丹溪河旁，世人尊称为"丹溪翁"或"丹溪先生"。他受业于刘完素的再传弟子罗知悌，成为融诸家之长为一体的一代名医。朱震亨力倡"阳常有余，阴常不足"之说，强调人体阴气、元精的重要性，是"滋阴派"的创始人。他同情病人疾苦，热心救治，不畏艰难，不计报酬，在人民群众中享有崇高的威望。

（二）医术品德

1. 不囿于学派之见

朱震亨是金元四大家中的滋阴派首创人，又是四大学派最晚出的学派，他在医德方面，最突出的就是不囿于学派之见。他认为张仲景和李杲的学说一详外感，一详内伤，应取长补短，他对于刘完素、张元素的学说也采取兼收并蓄、扬长避短的态度，从而形成自己的新学派。他认为刘完素和张元素的泻火之法是高出前人的，但病人无适应症时又当别论。李杲的饮食劳倦病因说也是高于前人的，但西北和东南两地的居民的生活饮食情况不同，因此补中益气汤也不能滥用。朱震亨承认前人的成就，肯定别家所长，因此在学派林立之时，没有对别家采取完全否定的态度，这体现了其豁达谦虚的良好品行。

2. 主张清心寡欲，提倡晚婚

张震亨认为阴气难以培养，过早消耗，会失去阴血，所以反对纵欲，提倡男子 30 岁、女子 20 岁以后才能结婚。他提出清心寡欲之说，指出通清心需要修心养心，不为物欲所动。张震亨认为一个人如果能埋头奋斗于事业，就不应该有多余的欲望。他将欲望分为食欲和色欲两类，指出寡欲的要求是节食欲、戒色欲。朱震亨承认这两种欲望是"饮食男女，人之大欲"，但如果"志于道"就应该加以克制。他认为"嗜欲无节，阴气耗散，阳无所附""人之情欲无涯，此难成易亏之阴气"，清心寡欲是为了保健，这是养阴派的伦理学基础。

3. 刻苦钻研，虚心求学

朱震亨幼年丧父，与母亲相依为命。他"自幼好学，日记千言"，30 岁时母亲患病，寻求众多医者都束手无策，于是他有志于医，遂取古代经典医籍仔细阅读，数年后，朱震亨竟然按照自己的处方抓药，治愈了母亲的旧疾。40岁时朱震亨专门研究医学。当时，社会上盛行陈师文、裴宗元所制定的《局方》，他对其进行深入研究，手抄一册，日夜学习，后来发现"操古方以治今病，其势不能尽合"的不足之处。于是朱震亨决心治装出游，访求名师。他遍走各地，都未能遇到理想中的老师，于是回到武陵（今浙江省杭州市）。此时，朱震亨得知罗知悌精通医术，即去拜望，十次往返，不得见面。但朱震亨心诚意真，每日拱手立于罗知悌门前，不顾风雨，如此持续三月之久。精诚所至，金石为开，罗知悌终于愿意见他。这时的罗知悌已年过古稀，并不亲自诊视病人，只是让弟子察脉观色，但听回禀便处方药。教者诚，学者勤，不到两年，朱震亨尽得罗知悌所学，医技大进，后回家乡行医。回到家乡，乡间诸医最开始都非常惊奇，不知他在外边学了多大本事，但看其处方用药不符合当时的医俗，便嘲笑不已，以为不伦不类。但朱震亨并不争辩，而是用行动让其信服。他用被众医斥之为离经叛道的方法，将自己的老师许谦十几年久医不愈的风湿痹病治愈。于是讥笑讪谤他的人开始心悦诚服，这使他在数年之间声名远扬，从四面八方前来求治者、求学者盈门不绝。

朱震亨身负盛名后，不仅不骄不躁，而且对自己不能胜任的疾病虚心恳请专科医生会诊。如徐桢卿的《异林》中记载：浙中有个女子病痨瘵，已被朱丹溪医治快好了，但是两颧赤色如丹退不去，丹溪请苏州葛可久来针治，可久针刺两乳，面上的丹点就应手而灭。朱震亨身为一个颇有名气的医家，真诚地向比自己年轻的医生请教，这种虚心好学的精神实在难能可贵。朱震亨从一生行医的经验中深深地体会到，医学理论深奥，不可随便为人处方，否则误人性命，这体现其医德高尚，对待病人认真负责的态度。

4. 善集诸家之大成，富于创新，力倡性道德

朱震亨善集河间、易水两派诸家之长，开创滋阴学说。他大胆地将一些理学观点运用到医学中来，认为"气常有余，血常不足"。此外，朱震亨认为若人的性欲望没有节制，阴气将耗费散尽，而阳气则无所托付。他呼吁人们的情欲要有所节制，极力提倡性道德。朱震亨善集诸家之大成，又勇于创新，因而他的医学造诣很深厚，开启后世医家治疗阴虚发热之先河。尽管他习医较晚，但著作颇多，不仅在医学理论上有自己独到的见解和新的发展，而且还善于辨证论治法。他不仅善用滋阴降火之药，也善用温阳补气之剂。所以，朱震亨既以善用"滋阴降火"著称，又以治"气血痰郁"见长，国内名徒诸多，在祖国医学发展中起了重要作用。

5. 热心救治，不辞劳累，胸怀坦荡，为人诚挚

由于朱震亨医学造诣深、名望高，因此从四面八方来请他医治、出诊的人每天都有。面对病人的请求，朱震亨无不立即前往，即使风雪漫天、道路泥泞也不停止出诊。有一次朱震亨刚刚出诊回来，就有病家上门求诊，其随从向病家诉苦，说先生因劳累过度而生病。朱震亨得知后，对随从说："病人度日如年，痛苦不堪，我怎能忍心不救，自图安逸呢？"此外，贫苦的病家拿不出药费来，朱震亨无不免费赠予。对遭到急难困苦无处求告的，他还主动携带药物前往救治。虽路途遥远，朱震亨也不怕劳累，从不考虑自己。他待人诚挚，诲人不倦，居住简陋，崇尚俭朴节约，虽年过七十，还是神茂色泽，精力充沛。当地人们为了纪念他，在赤岸镇修了"丹溪墓"，其上书有宋濂写的《丹溪先生墓志铭》，墓旁盖有"丹溪庙"，庙内塑造了朱丹溪像，他至今仍为人们所瞻仰。

第三节　医学教育

金元时期中国医学教育的发展达到鼎盛阶段，医学在国家的地位不断提高，医学政策的实施也被列为仁政的范畴。国家大规模兴办医学教育机构，并采取一系列发展医学的措施，使得从事医业已经成为有志之士走上仕途的一个有效途径，并出现了"儒医"的称谓。这一时期，虽由少数民族统治国家政权，但统治者重视汉族文化，强调文化的交融和谐，使得国家在各项事业的发展上都具有新的面貌。这一时期的医学技术也得到了良好的发展，著名医家层出不穷，医学学派兴起，各医家均医术高明，风格突出，使得医学的学术水平达到了一个新的高度，医学教育也迎来了一次新的改革浪潮，展现出了前所未有的新特点。加之这一时代印刷术蓬勃发展，使得众多医学著作得以保存并继续流传，有助于医学教育事业的发展和对医生的培养。

一、对医生的教育

（一）金朝对医生的教育

金朝的教育制度完全仿效两宋时期的科举制度，以此来招募人才。其中，对医生的教育亦主要效仿北宋，在中央和地方都设有医学教育机构，均采取三舍升试的方法，旨在选取一些真正具有高超医疗水平的医官。医学教育机构采取分科教育模式，每科设教授 1 名，各州县限定学生名额，并且规定三年一试，一试十科，以此保证医学人士的质量。

（二）元朝对医生的教育

由于文化的交融和谐，元朝的医学技术得到了良好的发展，可谓人才辈出。同时，对医生的教育也迎来了新的改革浪潮，展现出了前所未有的特点。

1. 广泛设立地方医学学校——"医学"

元朝的医学教育最大的特点是不设中央医学教育机构，全部医学教育机构都在地方，医学学校统称为"医学"。

中统三年（1261 年），政府为了提高对医生的教育，正式下令在各个地方设立医学教育机构。为了能够贯彻实施国家的兴医教育法令，防止地方政府轻视政策，国家还采取了一系列有效措施：朝中派太医院副院使作为钦差督察，命当地最高长官直接管理办学之事，要求给予各地医学负责人一定的俸禄，并

117

修建办学客舍等。自此，通过仿照儒学教育的方式，元朝在大都、上都，以及各路、州、县逐级设立了"医学"。人员配置也完全仿效儒学教育，在各路，有医学教授、学正各 1 人；根据人口数量划分的上（五万户以上）、中（三万至五万户）、下（三万户以下）州，设学正、教谕、学录等职位，人数不等；各县则设教谕 1 人。据统计，当时的全国医学教授就有二百多人。

2. 各地特设专职医学教育管理职位——医学提举司

由于当时太医院事务繁忙，为了加强各地医学教育质量的监督和管理，以及更好地选拔医学教授，元朝特在各地设立了医学提举司，对应在太医院内设立各路医学提举司，总管全局。以此看来，元朝对医学教育的管理更加普及，并形成了从地方到中央逐级管理的医学教育管理体系，接近于当今社会的医学教育管理机制。

医学提举司直接管理各地医学教育机构，同时也作为选拔医学教授的政府机构。医学提举司由提举或提领掌管，由于元朝统一南北方的时间有间隔，所以在南方统一时，北方的医学教育管理建制已经完成，加之南方离中央较远，所以全国的医学提举司设置南北有所差异。北方各路设医学提举司，州县设立提领所；南方各行省设提举司，路设提领所，州、县设管勾。

3. 创办特殊的教育场所——三皇庙

元朝时期统治者非常重视汉族文化，特别是儒学。在各地，只要有办学的地方就会有孔子庙，出于多方面的考虑，元朝将医学教育的场所定在三皇庙。

一般来说，医学人士普遍认为中医的始祖就是黄帝、伏羲、神农这"三皇"，因此在此地进行医学教育，也算是与之对应。但是这种做法也招来许多人的不满，因为医学在各代地位一直不是很高，被人视为"小技之业"，而三皇不仅是医学的祖先，也是中国文化的代表，有人认为其二者并不相契，有歧视汉文化之意。尽管反对之声不断，但将医学教育场所定在三皇庙的政策，一直持续到明代才被废止。

4. 举办正式的官方医学考试——医学科举

科举考试在元代虽然遭到很多蒙古贵族的反对，但第一次科举考试还是在延祐二年（1315 年）举行了。医学科举考试在这一次由于各种原因没有实现。后在延祐三年（1316 年），国家颁布法令，正式建立医学科举考试制度。这是第一次真正意义上的医学官方考试。

医学科举制度的具体内容非常详细，同当时的科举考试制度很相近，主要包括：考试三年一次，每次考两场；考试采用先乡试，合格后参加会试；参加考试的人员要从医户中保选推荐，不可随意报名；乡试报名不限人数，录取100人，会试录取30人；考试内容的范围是太医院历年颁发的题目，类型是医理理解、治疗方法和药性理解；最后录取的30人，一甲补太医缺，二甲充副提举，三甲为教授。虽然医学科举制度实行的时间不是很长，但还是打开了医学教育选拔人才的一个新局面，为后世医学人才的选拔提供了借鉴。

二、对医生的管理

（一）金朝对医生的管理

金朝的医政机构为太医院和尚药局。太医院是金朝最高的医疗管理机构，兼顾管理和教育职能，各科设置人员数量不等，并设有管勾等人员。在州县等地方同样设有医疗机构，称作"医院"，一般有医正1人，医工8人。在金朝，医疗人员很受重视，其官阶达到了四品，地位已经超过了北宋时期。

（二）元朝对医生的管理

1. 拥有纯粹的医政管理机构——太医院

太医院是元朝时期国家最高的医疗管理机构，成立于元世祖中统元年（1260年），各地医学教育、医官和医户都归其管理。此前朝廷内也有医疗机构，基本制度是仿效前朝，兼顾管理与教育。而元朝太医院只有管理职能，没有教育职能。

此时，太医院官职是正二品，主管所有的医疗和药物事宜，以及其下的所有分支医疗机构，包括医学提举司、官医提举司、广惠司、惠民药局等药学管理机构。太医院的人员设置为宣差和提点，主管院内事务，并发给银印，与当时朝中丞相、三公、中书令三个官职持平，甚至在后来，又赐予提点许国帧"金符"，至元三年（1266年）的时候，改授"金虎符"，并与当时的另外一位提点王子俊位居一品官阶。至元五年（1268年），太医院隶属于宣徽院。至元七年（1270年），重新定太医院品阶为正三品。至元二十年（1283年），太医院改称为尚医监，职位降到正四品，这是元朝太医院职位最低的时候，但也高于之前所有朝代的医官品阶。至元二十二年（1285年），尚医监改回为太医院，并恢复旧制，官居三品，设提点4人，医使、副使、判官各2人，发银印。至元二十五年（1288年），太医院又脱离宣徽院，再次成为独立的机构。

大德五年（1301年），太医院再次进行大规模的改革，品阶升为二品，官阶已高出六部。设院使一职，作为太医院的长官，其人数从最开始的2人，增加到最多时的12人。院使的组成人员汉蒙两族均有，呈多样性，品阶以正二品居多,最低未低于正三品。太医院其余人员的数量也越来越多,从 16 人增加到 46 人。从元朝政权对医学的重视程度可以看出,不同文化的交融,确实表现出不拘一格的管理作风。

2. 分门别类的医学教育考试制度

(1) 医学教授人员的考试

在元朝,从事医学教授的人员要不断地接受考试,以保证其教育质量。具体的程序分为三个步骤:第一,要有同行推举,此人在同行中名望需较高,而且医术精湛,还要提供以往诊治病人康复的病例等;第二,被推举之人,到各地医学提举司报名,在医学提举司进行考试;第三,在医学提举司通过考试的医者,被推荐到太医院(或尚医监),再次进行考试,确认合格才可任用。

考试每年一次,题目不会重复,考试的具体内容是医理和临床治法。为了防止考试作弊,负责监察地方行政官员的肃政廉访司,也会参与医学教授考试的监察中。严格的医学教授考试制度,保证了当时医学教育的质量。

(2) 医户的管理和考试

医户,又称官医,为太医院统一管理,具体的管理机构是官医提举司。官医提举司不同于医学提举司,在北方只设在大都、保定、大宁等十七路,具体的官员设置与数量不一;南方则设于河南、浙江、江西、湖广、陕西五个行省,行省下的各路设有提领所,州县则仍是管勾,人员配置根据地区的级别定制。

元代初期,战事不断,医疗人才紧缺,故制订了医户政策。在战事完全结束后,依然保留医户政策,并通过对医户子弟的强制性的职业继承和医学知识培养的规定,确保了医户数量的稳定。同时为了使医户的医疗水平可以在持续的继承中维持在一个平稳的水平,中央又采取了一些必要措施。

首先,自医士产生以来,只有通过考试选拔医官,或是选拔教授人员,没有对地方医学从业人员进行任何形式的考核。医生是一个特殊的职业,其工作好坏直接关系到人的生命,以往只是处理过自身学业不精、蒙骗患者致死的一些无良医生,而没有一个总体上的预防措施。元仁宗即位时,正式下诏规定,地方医学从业人员必须参加资格审核考试,通过后才可行医看病。以上措施配合元代的医户管理政策,可以使朝廷有效地掌握医户通过考试与否的情况,以及医户中水平高低、优劣的情况。考试的内容由太医院统一制定,并强制医户定期学习和参加考试,将考试的结果记录在案。这种强制性的医户考试制度保证了医户的医疗水平,可以说在中国医学史上画上了重要的一笔,成为最早接近于当代医师考核制度的执业医师考试。其次,一般来说,医生的治病本领,除弟子和家人之外是不会外传的，加之元代强制医户不可转行，虽然保证了医户人家将医术代代相传，但却使得医户之间的学术交流越来越少，在一定程度上阻碍了医学水平的发展。元代朝廷根据这种情况，除对医户进行考试之外，还将参与学习的医户组织起来，在学习后发表学习体会，互相交流，相互汲取经验。另外，元朝还统一组织医户进行义诊并考评，将其所诊断的病例报告交给当地医学教授进行统一校订，确定优劣，并做好记录，其中优秀者可获得推选医学教授或其他医学官员的资格。总之，元朝这一系列针对医户制定的政策，在很大程度上保证了民间的医疗水平，同时也为将来向国家输送人才做好了准备。

（3）医学生的考试

在元朝，医学教育机构全都设在了地方，使得此时的医学教育考试更加贴近平民百姓，考生主要有两个来源：一是医户子弟，二是自愿学医者。国家强制要求每个医户都必须派出家中一名成员参加医学考试，而其他聪明好学之人则可随便报名。考试的科目为十三科，其中十科是大方脉杂医科（内科）、小方脉科、风科、产科兼妇人杂病科、眼科、口齿兼咽喉科、正骨兼金科、疮脚科、针负科、祝由书禁科，另外三科不定。上述十科的考试内容也不尽相同，后来太医院规定了具体的考试内容范围，至此考题范围就固定了。学生经过学习，每年考试一次，在整个一年的学习过程中，每个月会有一道课业作业，年终时上交，校订后作为考核成绩的一个部分。

元朝医学生考试的制度是完备而严格的，但是对学生学习的年限没有明确的规定，也没有限定明确的学习方向。根据规定，刚刚学习几年的医学生是不可以考取医学教授一职的，第一关"同行推举"就无法实现，因此，医户出身的学生一般学成之后就回家打理家中事务，没有医户背景的学生大多也会在当地自行"创业"。这样看来，元代的医学教育，既培养了很多真正具有才学的精英，又将医学教育的成果回馈到民间，使得医学氛围遍及社会的每一个角落。

本章小结

一、学派的兴起为中国医学发展开创了新的局面

中国医学，早就有流派的存在，到了公元 12 世纪以后，开始有门户之见和学派之争。《四库全书书目提要》说："儒之门户分于宋，医之门户分于金

元。"从开创者的地域和师传关系来说，有以刘完素为代表的"河间学派"和以张元素为代表的"易水学派"。从学术观点和对后世的影响来说，有刘完素的寒凉派、张从正的攻下派、李杲的补土派和朱震亨的滋阴派。医学史上的金元两派四大家，为我国医学发展开创了新的局面。

二、医德文化的传承是中国医学发展的宝贵财富

金元时期的医德文化除了继承济世救人的传统道德之外，还突出表现在关心人民疾苦、热心救治、淡泊名利、作风正派的道德风尚和勤奋好学、钻研学术、尊古不泥古、大胆探索的创新精神，以及热爱医业、重视教育、普及医学、勇于实践的科学态度和作风。

三、医生的教育和培养是中国医学得以延续和发展的核心力量

金元时期的医学文化和技术得到了良好的继承和发展，著名医家层出不穷，均医术高明，风格突出，使得医学的学术水平达到了一个新的高度。此时的医学教育也迎来了新的改革浪潮，展现出了前所未有的新特点，加之这一时代印刷术的发展，使得众多医学著作得以保存和流传，有助于医学教育事业的发展和对医生的培养。

第七章　明朝时期的医德文化

1368 年，朱元璋建立明朝，中央集权程度进一步加深。朱元璋采取轻徭薄赋政策，促进了生产力发展，使得人口大增，社会经济快速恢复和发展，对外交流频繁，科学技术取得了很多成就，这些都为医学发展提供了有利的社会条件。人痘接种术的发明与传染病学的进步开创了我国古代医学的新纪元。药物学研究的深度和广度都有巨大进步，药物研究有长足发展，《本草纲目》更是中国药学史上一颗璀璨的明珠。明朝医学各科在元朝的基础上获得进一步发展，形成了更加完善的理论体系，医学著作更加丰富，据《中国医籍大辞典》收录的现存医籍数量统计，元朝之前的医著共计 362 种，明朝共计 981 种，超过以往历代医书数量之和。明朝医学发展表现出综合性应用科学的特点，这是依靠长期经验积累和专门化的过程形成的。它受着传统文化和思维方式的强烈影响，但通过对经典中医学理论的深化，对临床经验新的概括，不断创新，明朝形成了具有独特理论体系的医学。

第一节　医德状况概述

一、明朝医德文化的社会背景

（一）政治集权的强化

朱元璋建立政权统一全国后，鉴于元朝灭亡的教训，竭力加强中央集权制。第一，废除丞相制度，大幅调整官制，君主集权和中央集权均空前加强。洪武十三年（1380 年），自秦、汉以来实行一千六百余年的丞相制度被废除，吏、户、礼、兵、刑、工六部直接向皇帝负责，相权与君权合而为一，明朝皇帝大权独揽。明朝改革元朝旧制，废除行省制度，把地方政权一分为三，分别设置了承宣布政使司、都指挥使司和提刑按察使司，三权互不统属，相互制约，地方权力直接向朝廷负责。第二，实施严格的社会管理。明朝实行严密的特务政治，主要的特务机构包括锦衣卫、东厂和西厂。其主要职责就是监视政府官员、社会名流、学者等各种政治力量，并有权将监视结果直接向皇帝汇报，有直接逮捕权，并进行不公开的审讯。明朝模仿北魏隋唐的府兵制和元朝军制创建的卫所制度是明朝军制中最为重要的一部分，属于自给自足的军屯类型。卫所军士世袭，为朝廷提供了稳定的兵源。明朝将元朝的户籍分类制度进一步严格化、规范化，建立黄册，按照职业将户籍分为民、军、医三类，户籍一旦规定不得更改而且世代继承。设置里甲制度控制基层百姓，规定一定的户为一里，一定的里为一甲，并设里长和甲长。第三，思想文化领域加强控制，实行文化专制。洪武三年（1370 年），朱元璋采用刘基建议，设科举，以八股文取士，考试内容限于四书五经，主朱熹说，形式上为八股文，代圣贤立言，把知识分子思想束缚在程朱理学范围内。八股取士的学风，束缚了思想的自由，从而把一批知识分子推入医学领域，这客观上对于提高医务人员的文化素质和研究水平是有利的。

（二）经济恢复与资本主义萌芽产生

明朝初期，鉴于战争带来的经济萧条，明朝采取了一系列鼓励经济的措施，如推行屯田、奖励垦荒、兴修水利、减轻赋税，刺激了农业经济的大力发展。从明朝中叶起，首辅张居正推行一条鞭法的改革，把各州县的田赋、徭役以及其他杂征总为一条，合并征收银两，按亩折算缴纳，大大简化了征收手续，同时使地方官员难于作弊。实行这种办法，没有土地的农民可以解除劳役负担，有田的农民能够用较多的时间耕种土地，对于发展农业生产起了一定作用。明朝的农业生产水平超过了前代，纺织、制瓷、冶铁等手工业生产，规模更大，技术更为先进。同时，把徭役改为征收银两，农民获得了较大的人身自由，比较容易离开土地，这就给城市手工业提供了更多的劳动力来源。没有土地的工商业者可以不纳丁银，这对工商业的发展也有积极作用。明朝中后期，资本主义萌芽日渐生长，雇佣劳动普遍出现，工场手工业进一步发展，逐渐形成一些行业中心。江南地区的丝织手工工场就是典型代表。商品经济发展，促进了人口流动和集中；人口的密集，不仅刺激医疗卫生服务进一步发展，同时又加速了疾病的发生与传播，梅毒的传入便是一例。交通发展拓宽了医生的活动范围，增加了互相接触和了解对方学术观点的机会，为医学发展创造了有利条件。

经济繁荣带来稳定的政局，为医学的发展创造了良好的条件，例如经济发达的江浙一带，就出现了一大批名医。据《中医辞典》记载，明朝有籍贯可考的医生当中，苏浙皖三省占比达 72％，苏南一代，元代以前，医生不足百人，到了明朝达到 489 人。

（三）思想文化有新发展

为了巩固封建专制统治地位不动摇，明朝在思想文化方面实行专制政策，尊崇儒术，明太祖朱元璋钦定的《御制大诰》作为课士标准，"科举岁贡人员，俱出题试之"，强调三纲五常为"垂宪万世的好法度"。明初，儒学进一步发展，其中程朱理学占有统治地位。宋濂、方孝孺等儒学大师都尊崇程朱。朱元璋把朱熹的《四书集注》定为科举考试标准，朱棣主持编纂了宣扬程朱理学的《性理大全》等书。明朝中后期，王守仁对程朱理学的批判，使陆王之学逐渐居于上风。

医药的社会功能与儒家的经世致用、治国平天下的思想比较接近，受"不为良相，便为良医"思想的影响，大量儒士涌入医学领域。而且，儒家孝悌思想则把医学当成行孝悌的一种手段，所谓"不明医者，不得称为孝子"，而父母有疾，委之庸医，就是不孝的表现。"医易相通""儒医相通"，大批具有深厚儒学修养的文士从医，从而提高了医学的社会地位和医疗队伍的文化素质，使中医的理论和临床研究水平都有了极大的提高，亦使中医学经典著作得到了整理注释，促进了医学知识的交流与传播，明朝涌现出李时珍、王肯堂、李中梓、汪机、张景岳等一大批儒医。晚明时期，李贽、王夫之等唯物主义思想家倡导讲究实际经验和学以致用。这给医学带来了积极的影响，出现了陈实功、陈司成、申拱宸等一批思想比较先进的医家。

（四）科学技术的创新突破

经济的繁荣、政治的稳定促进了科学技术的发展。明朝在科学技术方面取得了一定的成就，如天文、历法、数学、建筑学和水利工程等，出现了徐光启、宋应星等杰出的科学家及《农政全书》《天工开物》等科学技术著作。各类科学是相互渗透的，明朝科学技术的发展，从理论观点、方法、技术以及资料方面，都对医学有重大影响。

明朝的印刷术在元代的基础上有所更新。15 世纪末，铜活字印刷开始流行；万历年间又出现了套板印刷，印刷术的进步使明朝的出版业出现了空前繁荣的景象，为医学著作出版和医学知识普及创造了条件。以外科为例，明以前外科专著仅 40 余种，到了明朝达到 50 种，且印刷精美，许多得以流传至今。农业技术为药物驯化栽培提供了条件，推动了本草学的发展，药物学的发展又充实了农业知识，《农政全书》收录了朱棣《救荒本草》的全部内容，科学技术的进步迅速渗入医学领域。明朝的冶炼业很发达，出现了年产钢铁 400 吨的铁厂，钢铁质量也不断提高，这又为手术器械制作提供了有利条件。据《外科正宗》记载，以前用马衔铁打造的铍针，既软又不锋利，改用钢铁打造后，其质量大幅度提升，改善了手术效果。

（五）中外交流频繁

先进的造船业为航海奠定了良好的基础，交通贸易促进了海外药物的传入及新药物的发现。明朝的中外交流甚为频繁，与明王朝有贸易外交关系的国家和地区有120多个。公元1405—1433年，明朝派郑和率船队七下西洋，每次随行医官医士180多人，还有善辨药材的药工，对各国贸易的药材进行鉴定。在同多国的交往中，明朝扩大了中药材，特别是一些珍贵药材的来源，乳香、没药、血竭、苏木、犀角、象牙、硫黄、丁香、芦荟等药，方便了疾病的治疗。

明中叶以后，西方传教士相继来华，带来了部分医药知识。意大利的利玛窦与中国知识分子合作，翻译了许多介绍西方科学技术的著作。《西国记法》中记述了神经学说，首次将西方神经学和心理学介绍给中国。意大利传教士高一志的《空际格致》涉及希腊四元素说及一些解剖生理知识。意大利传教士熊三拔著《泰西水法》，其中涉及消化生理学的内容。天启元年（1621年），瑞士传教士邓玉函到达澳门行医。他随后进入北京，专门研究编修《崇祯历书》，晚年曾想向中国介绍西方解剖学，经他翻译校阅的有《人身说概》和《人身图说》。

（六）其他方面的因素

明朝政府和皇帝重视医学，常亲自组织和参与医学著作的编写。朱元璋第五子朱橚，组织编著有《救荒本草》《保生余录》《袖珍方》和《普济方》等作品，对我国医药事业的发展有巨大的贡献。由他亲自订定，滕硕和刘醇协助编写的《普济方》，是我国古代中医药历史上最大的中医方剂专著，被认为是"采摭繁富，编次详析，自古经方更无赅备于是者"的巨著，在编撰形式上，《普济方》不仅对各种疾病进行了详细论述，而且有相应的方剂和治法。明成祖组织编写《永乐大典》，尽收医籍经典。《普济方》《永乐大典·医药编》等大型医药文献汇编，搜罗广泛，保存了明朝以前的大量医学文献，为后人提供了宝贵的研究资料。

传染病的流行是推动医学向前发展的重要因素。据《明史》和《明实录》记载，明朝大规模的传染病流行至少有30次，病死人数约计178898人，疫病流行促使医家展开相关医学研究，从而推动了医学的发展。明太祖朱元璋登基之后制定了一系列加强地方医疗教育的措施，满足对抗疫病的需要。而温病学派的崛起，正是明朝医家对抗疫病的经验与学术积累的必然结果。

二、明朝医德文化概况

明朝为中央集权制，社会经济的恢复和发展，理学思想的兴盛，科技的创新，中外的频繁交流等为医学的发展提供了较有利的条件。明朝医家辈出，大量医学著作问世，形成了系统完善的中医理论体系，诊断水平和方药理论不断完善。大量的临床医学实践也有效推动了明朝医德文化的发展和研究。明朝论述医德思想的著作，较前代有所增加。

明朝是我国医学伦理学发展的重要时期，出现了许多论述医德的优秀文献。陈实功在《外科正宗》里，提出"五戒十要"，1978 年美国纽约出版社出版的《生命伦理学百科全书》将其列为古典医德文献；龚廷贤在《万病回春》卷末附有《医家十要》和《病家十要》篇目，专门论述了医学伦理、医学社会学问题，分析了正常和不正常的医患关系；李梴专列《习医规格》一篇，对医生的学习和品德提出明确要求；李中梓将人之常情分为病人之情、旁人之情、医生之情三个方面，对调整医患关系提出了"不失人情"的原则；缪希雍在《神农本草经疏》中写有"祝医五则"，对医生具有的医德品质进行了详细阐述；徐春甫在《古今医统大全》专列"庸医""时医""名医""论医"等篇，鞭挞违反医德的现象。明朝医家的医德实践活动十分丰富，为后世之楷模。李时珍为了编撰《本草纲目》，访医采药，行万里路，向社会底层劳动群众求教，体现出勤恳好学、理论联系实际的治学精神。徐春甫建立了我国最早的民间医学学术团体"一体堂宅仁医会"，在医生的职业素养、治学方式、思想道德品质、对待病人的态度等方面提出了 22 项具体要求。在诊断医德实践中，明朝医家提倡四诊合参和八纲辨证，将病案格式进一步规范化、系统化。

三、明朝医德文化的主要内容

(一) 医生的仁爱之心

"夫医之为道，君子用之以卫生，而推之以济世，故称仁术。"明朝医家认为医学是仁术，凡是遇到病人都应当想办法尽力救治。万全自幼习儒，儒家"仁"的思想贯穿于他的行医生涯。万全认为："医者，仁术也，博爱之心也，当以天地之心为心，视人之子犹己之子，勿以势利之心易之也。"遇有求救，无论贵贱亲疏，医生都要不辞辛劳，全力救治。徐春甫援引《物理论》"夫医者，非仁爱之士不可托也，非聪明理达不可任也，非廉洁淳良不可信也"，指出成为良医的首要品德就是有仁爱之心。明朝医家认为医生做到"仁",应当平等待人,无论贫穷富贵都要尽心施治。龚廷贤在《万病回春》中写道:"今世之医,多不知此义,每于富者用心,贫者忽略,此固医者之恒情,殆非仁术也,以余论之,医乃生死所寄,责任匪轻,岂可因其贫富而我为厚薄哉?告我同志者,当以太上好生之德为心,慎勿论贫富,均是活人,是亦阴功也。"

（二）医生的医术修养

救死扶伤是医生的职责所在,而要充分完成其职责,就必须有精湛的医术,能切实有效地诊治病人的疾病之苦,如果医生的医术不精,不仅不能有效救治病人,而且可能使病人的生命陷入更加危险的境地。明朝医家对医生的医术修养进行了全面的探讨,医家纷纷强调了医术不精带来的危害,徐春甫认为"医学贵精,不精则害人匪细"。针对医生应当达到何种境界以及如何提升医术等问题,明朝医家提出了自己的主张。张介宾认为看病施治贵乎精一,"若见有未的,宁为少待,再加详察;既得其要,但用一味二味,便可拔之;即或深固,则五六味七八味,亦已多矣。然虽用至七八味,亦不过帮助之,导引之,而其意则一也,方为高手"。明朝医家坚持儒、医不分,学好医必须做到精通儒理。龚廷贤在《医家十要》中指出:"一存仁心,乃是良箴,博施济众,惠泽斯深。二通儒道,儒医世宝,道理贵明,群书当考。"陈实功提出:"先知儒理,然后方知医理。"龚信提出医生要"博览群书,精通道艺。洞晓阴阳,明知运气;药辨温凉,脉分表里"。李梴指出医生诊病应当严格审慎,做到"及其为人诊视,先问证起何日。从头至足,照依伤寒初证、杂证及内外伤辨法,逐一详问。证虽重而门类明白者,不须诊脉,亦可议方;证虽轻而题目未定者,必须仔细察脉……先单看,以知各经隐曲,次总看,以决虚实死生"。明朝医家在诊断上大都强调四诊兼备,脉证合参,抓住纲领,辨证施治。而八纲辨证纲领在明朝时发展成熟,脱颖而出。明初楼英在《医学纲目》中明确提出八纲,"诊病者必先分别气血、表里、上下、脏腑之分野,以知受病之所在;次察所病虚实、寒热之邪以治之,务在阴阳不偏颇,脏腑不胜负,补泻随宜,适其所病"。方隅在《医林绳墨·伤寒》中说:"虽后世千万方论,终难违越矩度,然究其大要,无出乎表、里、虚、实、阴、阳、寒、热八者而已。"

为了提升对病人以后的医疗实践指导,提升治疗的连续性和效果,明朝医家把病案格式进一步规范化、系统化。韩懋的《医通》,提出书写病历,要望、闻、问、切、论、治六法兼施。吴昆的《脉语》对病案格式进一步概括,他称病案为"脉案",书写内容分七条:一是时间、籍贯、姓名;二是望诊和闻诊;三是病人的苦乐、病由和发病时间;四是始发病、治疗措施及疗效;五是昼夜孰甚，寒热孰多，喜恶何物，是疾病现状；六是写出病名并诊断；七是处方加减及用药目的，病案后应有医者签名，以示负责。韩氏的"六法兼施"和吴氏的补充，对病案格式规范化起着奠基作用，对医学发展具有重大影响。

（三）医生的义利观

明朝医家反对把医术作为单纯谋利的手段，对借医术敲诈财物的行为深恶痛绝，强调济世救人不为名利的医德修养。孙志宏的《简明医彀》中《业医须知》一篇，要求医者勿重财利，勿危言珍秘而索重价；对易治病勿故言难疗；对难治病勿故言易愈；不可只尽心富家，而忽慢贫家。缪希雍认为医生应当忧虑医术不精湛，而不是报酬不丰厚，他指出"当勤求道术，以济物命，纵有功效，任其自酬，勿责厚报，等心施治，勿轻贫贱"。王肯堂毫不吝惜自己的医学成就，将自己的医术经验撰写成书而公布于众，为他人学习和自救提供了途径，对医生的义利观有自己的见解："欲济世而习医则是，欲谋利而习医则非。我若有疾，望医之救我者何如？我之父母子孙有疾，望医之相救者何如？易地以观，则利心自淡矣。利心淡，仁心现；仁心现，斯畏心生。"

（四）医生的品德修养

为了做好医疗工作，医生必须提升自我的品德修养，培养自己的情操，从而规范医生的行为，明朝医家从多方面分析了医生品德修养的养成途径。一是做到不欺。李梴认为从医者最重要的就是做到不欺，"既诊后对病家言必以实，或虚或实，可治、易治、难治，说出几分证候，以验自己精神；如有察未及者，直令说明，不可牵强文饰。"二是虚心求教，不耻下问。缪希雍在《神农本草经疏》中提出："况人之才识，自非生知，必假问学，问学之益，广博难量，脱不虚怀，何由纳受，不耻无学，而耻下问，师心自圣，于道何益。"三是求真务实。吴有性目睹当时疫病流行、死亡枕藉的惨状，而各路医家采用伤寒法治疗均不见效，深感古法不合今病，编著了我国医学发展史上第一部论述急性传染病的专著《瘟疫论》，对温病学说的发展和传染病理论研究作出了不可磨灭的贡献。四是深入实践。为了编写《本草纲目》，李时珍在广泛阅读文献资料的基础上，深入实地进行研究考察。缪希雍对宋金元以来药性理论日益脱离临床实践的趋向展开批判，重视阐发《神农本草经》《名医别录》所载的功能主治，强调临床实用，多从药物的生成、性味、阴阳五行、归经、疗效等角度，结合脏腑学说进行推演，绝不空泛而谈。五是尊重同行。龚廷贤曾论"吾道中有等无行之徒，专一夸己之长，形人之短。每至病家，不问疾疴，唯毁前医之过，以骇患者。设使前医用药尽是，何复他求？盖为一时，或有所偏，未能奏效，岂可概将前药为庸耶？夫医为仁道，况授受相传，原系一体同道。虽有毫末之差，彼此亦当护庇。慎勿訾毁，斯不失忠厚之心也"，他严肃地批评了那些在病人面前诋毁同道的医生，强调医生之间应当相互维护对方的声誉。

（五）医患关系的和谐

由于商品经济的发展以及资本主义萌芽的出现，明朝医家对医患关系讨论甚多。龚信、龚廷贤父子都很重视医德研究，就医患关系和医生行为规范进行了全面论述。龚信在《古今医鉴》中对医生的责任提出了明确要求，指出病人常犯的错误："今之病家，多惜所费；不肯急医，待至自愈；不求高明，希图容易；不察病情，轻投妄试；或祷鬼神，诸般不啻；履霜不谨，坚冰即至；及请明医，病已将剧；纵有灵丹，难以救治；懵然不悟，迟误所致；惟说命尽，作福未至；这般糊涂，良可叹息。如此病家，当革斯弊!"龚贤廷就建设和谐医患关系，提出了《医家十要》和《病家十要》，以此规范双方行为。李中梓将医患关系分为病人之情、旁人之情、医人之情，正确处理医患关系要从这三个方面进行协调。徐春甫认为"世之人非惟不知治未病。及至已病，尚不知谨，始初微略，恣意无忌，酿成大患，方急而求医，曾不加择，惟以其风闻，或凭其吹荐，委之狂愚，卒以自坏，皆其平日漫不究心于医，至于仓卒不暇择请，殊不知医药人人所必用，虽圣人有所不免，顾在平昔讲求，稔知某为明医，偶友微疾，则速求之以药，治如反掌。"他强调病家有病就要及时就诊，平日就要注重对医生的选择，切勿仓促投医。

四、明朝医德文化的特点

（一）深受理学思想的影响

程朱理学在明朝思想文化中居于绝对主体地位，被统治者极力推崇。朱熹的理论基础就一个字"理"，强调"理"存在于万事万物中，想知"理"就需要"格物"。于是"格物致知"就变成了"研究事物而获得知识、道理"，即所谓的"格物穷理"。朱熹认为天下万物都蕴含了无穷的道理，一旦通理，便尽知天下万物万事，胸怀宽广，无惧无畏。格物的范围包括读书、应事、格自然之物等，"为学之要，莫先于穷理；穷理之要，必在于读书；读书之法，莫贵于循序而致精"，朱熹"格物致知"的思想对于促进儒医潜心研究医学具有积极作用。"仁"作为儒学的核心思想，在明朝医学中得到进一步实践，明朝医家认为"医乃仁术也，笔之于书，欲天下同归于仁也""上可以辅圣主拯世之心，下可以见儒者仁民之效，而医道不失职矣""日承仁训，遂体求仁之旨，以精活人之术"，可见明朝医家将"仁"的思想奉为圭臬。宋明理学探讨的阴阳、太极等概念也被引入医学体系中，促进了明朝中医基础理论的完善，例如孙一奎的"命门动气说"、赵献可的"命门相火说"、张景岳的"命门水火说"。孙一奎在《医旨绪余·命门图说》中指出："夫二五之精，妙合而凝，男女未判，而先生此二肾，如豆子果实，出土时两瓣分开，而中间所生之根蒂，内含一点真气，以为生生不息之机，命曰动气，又曰原气，禀于有生之初，从无而有。此原气者，即太极之本体也。名动气者，盖动则生，亦阳之动也，此太极之用所以行也。"他认为两肾间动气为人一身之原气，并指出此乃命门所在。宋明理学对明朝医学起着指导、渗透、催化的作用，是明朝医学发展的重要文化背景。

但是，儒学尊经崇古的思想阻碍了中医学的创新和发展，儒学强调"身体发肤，受之父母，不敢毁伤，孝之始也"，外科缺乏正确的解剖学知识难以进步，严重制约了中国外科学的发展。

（二）对庸医进行深刻批判

明朝医家厌恶庸医行为，并对庸医的行为进行了深刻揭露和批判。龚信在《明医箴》和《庸医箴》中，评述了医生在道德、学识和技术等方面应达到的要求，批评了庸医的行为："今之庸医，炫奇立异。不学经书，不通字义。妄自矜夸，以欺当世。争趋入门，不速自至。时献苞苴，问病为意。自逞明能，百般贡谀。病家不审，模糊处治。不察病源，不分虚实。不畏生死，孟浪一试。忽然病变，急自散去。误人性命，希图微利。如此庸医，可耻可忌。"徐春甫揭露了庸医"学之不精，反为夭折"的事实，指出医技不精、医理不明的人应被称为庸医，列举出庸医的五大罪状并进行了严厉谴责。裴一中说："庸工之杀人，杀人而不见其迹者也，不见其迹，则人所易忽而易近，其为天下之害多，譬犹暴君为不善，其虽速，而天下之害不甚深。"他也强调了庸医的危害性。

（三）民间医学推动医德医风建设

徐春甫建立了我国最早的民间医学学术团体"一体堂宅仁医会"，集太医、名医46人，其中21人是新安医家，占近半数之多。伤寒名家巴应奎、儿科专家支秉中，徐春甫的老师汪宦及门人徐良佐、李应节、汪腾蛟等均是会友；其次，有吴中医家5人，即苏州人顾培、徐伟、钱增、韩世贤和常熟蔡文亨。团体中有太医院院使、院判、御医、医官及户部郎中、吏部郎中、儒士、廪生等，学术品位较高。

徐春甫强调"医为仁术"，以"宅仁"为医会名称。医会的宗旨为学术探讨，提倡穷探《黄帝内经》精义、研究四大医家学说；交流医疗经验和知识，提高医疗技术；重视医生的医德修养，要求会员"深戒徇私谋利之弊""要克己行"，真诚相待，团结互助，患难相济。医会有健全的组织形式和宗旨，对会员的医德、医术、义务均有明确要求，提出22项会款作为对会员的具体要求，包括：诚意、明理、格致、审证、规鉴、恒德、力学、讲学、辨脉、处方、存心、体仁、忘利、自重、法天、医学之大、戒贪鄙、恤贫、自得、知人、医箴、避晦疾。其在治学内容、方法、态度及医学家应具有的思想素质、道德品质、处世接物方法、对待患者的态度等方面，都作了具体规定。

一体堂宅仁医会，集聚当时很多名医与学者，作为会员开展讲学活动、交流学术、钻研医理、切磋技艺的学术组织，"宅仁医会"开创了一代新风，促进了其时京城及全国的学术交流和学术风气，对规范医德、提高医技、推动中医学术的进步和发展，都起到积极的促进作用。其章程中对于医生的职业道德精神有比较深入而中肯的阐述，认为医者首先要有仁爱精神，淡泊名利，对于医疗技术要诚意求精、辨明医理，对于医疗要力求审慎、辨明脉理，注重医生的医德修养，鞭挞一些违反医德、追逐名利、医术浅薄欺诈的现象，提出比较全面的行医规范，对于医生的行医规范、医德建设具有重要的现实价值。

第二节　代表医家及其医德思想

一、陈实功

（一）人物生平

陈实功，字毓仁，号若虚，江苏南通人，明朝著名外科医家，自幼精研外科医术，有丰富的实践经验和理论知识。他编著《外科正宗》一书，全书共12卷157篇，对多种外科病症的根源、诊断，临床症状和特点，各种病症的治疗方法，手术的适应症、禁忌，药剂的组成等，都作了详细的论述，并附有若干医案，分析详尽，论治精辟。《外科正宗》以"列症最详，论治最精"著称，反映了明朝以前我国外科学的重要成就。陈实功行医从不求谢，深得患者信任，十分重视医生的医德修养，他在《外科正宗》里提出了"五戒十要"。

（二）医术品德

陈实功的《医家五戒》要求医生平易近人，无论大人还是儿童，穷人还是富人，应一视同仁，及时出诊，按病给药，尽力治疗；在行医过程中医者要尊重病人的隐私，尤其是女性患者；对病人提供的珍贵药材绝不能置换或倒卖，不可称赞病人的药物，避免猜疑、索讨之嫌；医生要坚守岗位，不能随意外出玩乐，要亲自精心问诊，依据经典开局药方，绝不能随意杜撰；对待娼妇和与人姘居的妇女应端正自己的态度和言行，对贫困者免收药费。

《医家十要》强调了医生应尽的职业责任与道德义务。从医者首先要懂得古典经文，研读经典医学著作，全部学习透彻，灵活运用；遵照方法合理炮制药物，用药不要吝惜珍贵药物；与人相处要以和为贵，对待他人要谦虚忍让，不能轻视侮辱、诽谤他人，不能推荐提拔不如自己的人；治理家庭和治疗疾病的道理相同，要珍惜真元之气，不能浪费，过度损耗；凡事要顺应天理人情，轻视私利远离灾害；亲戚朋友之间往来，不要过分攀比送礼，每顿饭只能一鱼一菜，节俭开支；对待穷人、僧道、衙门公差等，不收取医药费，对穷人量力施舍财物；不能浪费钱财，禁止赌博、喝酒等一切妨碍治病行医的行为；各种医疗器具要提前准备，收集并研读医药书籍等；不得怠慢官府衙门的召请，应诚信诚意治病，不接受礼物馈赠，自觉遵纪守法。

陈实功的"五戒十要"蕴含了丰富的传统医德思想，其核心内容包括四个方面：医者应当淡泊宁静，拥有较高的人生境界；医者应重义轻利，对待患者一视同仁，帮扶救济贫困人群；医者要尊重他人，严守病人的隐私；医者必须专心本务，对待工作严谨负责。学习和传承陈实功的传统医德思想，对于加强医德修养、推动医德医风建设，具有重要的现实意义。

（三）历史评价

陈实功医术高明、知识渊博，注重中医基础理论和外科技能的研究，倡导内、外治并重，成功地创立、运用了引流、煮拔筒方、鼻息肉摘除、截肢、瘰疬瘿瘤火针、枯痔等方法，对外科学的发展做出了卓越的贡献。同时，陈实功医德高尚，作风正派，对医德建设十分重视，所写"五戒十要"，对医生提出严格要求，制定了全面的医德规范体系，如对贫富患者一视同仁。他不仅为穷人看病不收分文，而且还为之捐资赠物，据《通州志》记载，陈实功共建桥五座，造福一方百姓。

二、龚廷贤

（一）人物生平

龚廷贤，字子才，号云林山人、悟真子，江西金溪人，出身世医家庭。他博采众家之长，贯通医理，精熟内科、外科、妇科、儿科，尤擅长于儿科，被称为"医林状元"，为江西历史上的十大名医。他著有《济世全书》8卷、《种杏仙方》4卷、《万病回春》8卷、《复明眼方外科神验全书》6卷、《云林神毂》4卷、《鲁府禁方》4卷、《医学入门万病衡要》6卷、《寿世保元》10卷、《小儿推拿秘旨》3卷、《医学准绳》4卷、《经世全书》8卷，《痘疹辨疑全幼录》3卷、《本草炮制药性赋定衡》13卷等。其中，《小儿推拿秘旨》是我国医学史上最早的一部儿科推拿专著。龚廷贤行医多年，曾言"良医济世，功与良相等"，他一生著述极丰，为明朝医药事业的发展作出了积极贡献。

（二）医术品德

龚廷贤在《万病回春》卷末附有《医家十要》和《病家十要》，专门论述了医学伦理、医学社会学问题，分析了正常和不正常的医患关系，对医生和病人都提出了具体的要求和道德规范，对传统医学伦理、医德研究具有创造性贡献。

正常的医患关系中，《医家十要》要求医生做到：一存仁心，二通儒理，三精脉理，四识病原，五知运气，六明经络，七识药性，八会炮制，九莫嫉妒，十勿重利。总体来讲，医生首先要怀有仁心，其次要提升医疗学识和技术，最后要提升道德品质、注意行医态度和个人作风。《病家十要》要求病人做到：一择明医，二肯服药，三宜早治，四绝空房，五戒恼怒，六息妄想，七节饮食，八慎起居，九莫信邪，十勿惜费。龚廷贤建议病人要择明医积极主动诊治，不应重财轻命，更不可迷信；要遵守医嘱，养成良好的行为和生活方式，保持健康的心理状态。龚廷贤强调："医家病家，各遵十要。万病回春，绝非虚语。佳言良箴，醒医救苦。奉诵恭行，万病回春。"告诫医患双方要遵守十要行事，以达到"万病回春"的结果。

龚廷贤在《万病回春》的《医家病家通病》中对不正常的医患关系进行了分析。一是医生嫌贫爱富，他指出"每于富看用心，贫者忽略，此非医者之恒情，殆非仁术也"。医生要以"仁术"为宗旨，不论病人贫穷或者富贵，要一视同仁，不可区别对待。二是病人的短视求医行为，病人不懂得疾病发展的规律，只求急速见效，一旦不能如愿，立即更换医生，其结果不仅不利于治病，而且使得医患关系不和谐。三是病人对医生不尊重，道德品质"不仁之甚"。如以貌取人，片面否定医生的辛劳付出，惜财背义，损害医生的名利。四是为难医生，不将病情详尽告知医生，设置障碍妨碍医生做全面的检查，特别是妇女隔着帐帏伸手让医生切脉，不利于疾病的诊治。五是诋毁同道，在病人面前，夸己之长，形人之短。龚廷贤强调医生应该维护同道的声誉，保护医生的职业形象。

（三）历史评价

龚廷贤随父学医，继承祖业，善于总结诊疗实践经验，并虚心向别人学习，博采众家之长，贯通医理，尊古而不泥古。龚廷贤就医患关系和医生行为规范进行了全面论述，对医患双方的不良行为均予以谴责和尖锐的批评，将医患双方置于同一层面来分析和审视，体现出医患平等的新理念，这种医德思想具有创新性，对现代社会和谐医患关系的构建具有启发意义。

三、李梴

（一）人物生平

李梴，字建斋，江西南丰人，明朝著名儒医，曾行医于江西、福建两省，声望甚高，临床经验丰富，为江西历史上的十大名医。他著成《医学入门》9卷，此书为初学中医者而撰，内容包含历代医家传记、保养、运气、经络、脏腑、诊断、针灸等内容，该书将多种古人著作重新合并分类，提取其精华而成，用歌赋形式写作，简明实用，为读者所推崇。他专列《习医规格》一篇，对医生的学习和品德提出明确要求。

（二）医术品德

《习医规格》作为一篇医德专著，对医生的学习与医德修养提出了明确要求。第一，要有从医志向且要有恒心。"医司人命，非质实而无伪，性静而有恒，真知阴功之趣者，未可轻易以习医。志既立矣，却可商量用工。"只有具有诚实、不虚伪的品德，有真才实学、立志做好事不忘报答的人，才可以学医行医。第二，读书明理，具有钻研精神。李梴指出学医者先当读书明理，全面学习掌握医学各科知识，全面掌握基本理论知识和基本技能，融会贯通。其次，勤学好问，熟读深思，究其意义，如遇不懂的地方要向同道请教，增长见闻。第三，要对病人负责。在诊断完毕后，医生应将情况如实向患者说明，对查不到的病症，要请病人直言说明，不可牵强附会地掩盖过去；对诊断不清的病症要慢慢研究，不可急切地下结论，甚至恐吓病人。特别是对待妇女，应细心问诊，就其方便。第四，具有医者仁心，平等待人。"治病既愈，亦医家分内事也。纵守清素，藉此治生，亦不可过取重索，但当听其所酬。如病家赤贫，一毫不取，尤见其仁且廉也。"治病救人是医生的本分，不应以此向病人过度索要财物，对病人应不分贵贱贫富，一视同仁，乐善好施，方为仁术。第五，不做欺世之医。李梴分析了从医者"欺"的表现：读医术不精通，仅熟记一方一论，就认为能当医生；熟读医术而不深入思考，不能融会贯通；悟解医学道理后而不早起练功，不专注为人看病；诊断疾病而不如实相告；论方开药草率而不求详细精确；治好病人后，图求优厚报酬；对个人医术和经验保密。最后，"欺则天良日以蔽塞，而医道终失；不欺则良知日益发扬，而医道愈昌"，欺与不欺关系到医德和医术的兴衰，只有不欺才能将真知灼见发扬光大，医科义理也就会逐渐昌明。

（三）历史评价

李梴博览群书，勤于临床诊治，常以儒理释医理，医声斐然，是明朝著名的医学教育家，其医德思想的核心就是为医者"不欺"，强调了医生必备的基本职业素养和道德品质。他深刻批评医生读书轻浅、不勤于思考、不行医道之实、贪图财物、欺骗患者等行为。"读书明理、讲求规矩、治病救人、不欺人"的观点对于当代医生提升医德修养仍具有指导作用。

四、李时珍

（一）人物生平

李时珍，字东璧，晚年自号濒湖山人，蕲州（今湖北蕲春县）人，生于世医之家，明朝著名医药学家。1552年，李时珍开始编著《本草纲目》，以宋代唐慎微《证类本草》为蓝本，集唐、宋诸家本草之精粹，改善金、元、明各家药籍的不足之处，继承我国本草研究的传统，独辟蹊径，把本草学推向一个新的高峰。英国李约瑟认为明朝最伟大的科学成就是李时珍的《本草纲目》。

（二）医术品德

李时珍的医德思想主要体现在其医德实践中，《本草纲目》是李时珍在极端艰苦的条件下，深入实践、认真总结所取得的伟大成果。《本草纲目》凝聚了李时珍一生的心血，体现出李时珍勇于创新、实践考察、审慎严谨的医德素养。李时珍具有积极创新的学术思想，不断创新研究方法，以自己的实践经验为基础，改善了古代科学方法，积累了科学研究的新经验，成功地运用了观察和实验、比较和分类、分析和综合、批判继承和历史考证的方法，打破本草学沿用已久的上中下三品分类法，建立了三界十六部分类法，使分类体系更为科学化；除三界十六部分类法，他还在陶弘景主治药分类法基础上，建立了更完善的百病主治药分类法，创立了药物归经分类法。李时珍勤于实践，注重调查研究。在广泛阅读文献资料的基础上，深入实地，亲自采集标本，进行研究考察。他不畏艰苦，跋山涉水，南至武当，东至摄山、茅山、牛首山等地，亲临现场考察，足迹遍及湖北、湖南、河北、河南、江西、江苏、安徽，虚心向药农、野老、樵夫、猎人、渔民求教。李时珍始终坚持审慎严谨、坚持真理的治学精神，为了撰写《本草纲目》，他先后读过古代医书 277 家，本草著作 84 家；引据今古经史诸子 440 家；转引 151 家。研究每味药，他总是先参考诸家本草，考核诸家异同，用自己观察试验结果，加以参证。李时珍通过研究，纠正了以往本草著作中的一些错误，还批判了某些错误观点、方法，分析造成错误的原因。例如，历代对水银的记载有很多迷信内容，李时珍对这些记载进行了深刻批判。

（三）历史评价

《本草纲目》的编撰长达 27 年，李时珍先后三易其稿，可以说，这部书是李时珍长期坚持、刻苦钻研的结果。他翻山越岭，访医采药，行万里路，向社会底层劳动群众求教，体现出勤恳好学，为人谦虚，理论联系实际的治学精神。李时珍所处的时期，从皇帝到百姓，追求长生不老的社会风气极为流行，炼丹服石蔚然成风，而李时珍敢于针砭时弊，向民众告知服用丹药的危害，还对水银的记载予以订正。李时珍所体现的严谨治学、坚持真理、敢于挑战权威的科学精神，是医生职业素养和职业道德的集中体现。

五、李中梓

（一）人物生平

李中梓，字士材，号念莪，著有《内经知要》2 卷、《药性解》6 卷、《医宗必读》10 卷、《伤寒括要》2 卷、《本草通玄》2 卷、《病机沙篆》2 卷、《诊家正眼》2 卷、《删补颐生微论》4 卷及《李中梓医案》等。他对中医理论研究十分重视，兼取众家之长，著作颇多，且通俗易懂，简明实用，其著作为医学入门书籍，在吴中医界广为传诵，成为明清间江南一大医家，在中医学的普及方面做出了较大贡献。

（二）医术品德

李中梓认为诊病不能脱离人情，对调整医患关系提出了"不失人情"的原则，将人之常情分为病人之情、旁人之情、医生之情三个方面，并进行深刻论述。所谓病人之情是指体质不同而导致相同的病治疗方法不同；由于个人喜好不同、经济状况不同而对医生或者疾病产生偏见；因为过度谨慎、得失心过重、性格原因等影响疾病治疗；不愿告诉医生病情实际情况。所谓旁人之情是指除医生和病人之外的第三者利用其社会地位，干扰医生的诊治，干扰医生选择和医生评价，其至搬弄是非，胡乱评论，损害医生名誉，破坏医患关系。所谓医生之情是指在金钱的诱惑下，医生"或巧语诳人，或甘言悦听，或强辩相欺，或危言相恐"，部分急功近利的医生为了能获取职位、名声等利益而采用狂妄或取巧的方法，这些情况往往最终会加剧患者对医师的不信任，恶化医患关系。正是病人、旁人和医生三者的人情不和，导致最后医患关系出现"病家既不识医，则倏赵倏钱；医家莫肯任怨，则惟芩惟梗"，病人不了解医生，频繁更换医生，而医生又怕招致风险，而采取不痛不痒的保守治疗方法。医患关系恶化最终导致病情延误，耽误治疗。

（三）历史评价

李中梓对医德研究有专门立篇，例如《不失人情论》《行方智圆心小胆大论》，医生要充分了解病人之情，从病人的体质、性格特点、动静喜好、饮食喜好等方面详细诊断病人的病情，医生要注意排除患者家属朋友、社会舆论等旁人之情的干扰，专心问诊。这对于从多方位来提升医患关系，提升医生的医德修养具有重要意义。

六、缪希雍

（一）人物生平

缪希雍，字仲淳，号慕台，海虞（今江苏常熟）人。17岁患疟疾，自阅医书治疗自己，痊愈后立志从医，搜求医方，研究药道，博涉各种医书，尤精本草之学，著有《神农本草经疏》《先醒斋医学广笔记》《续神农本草经疏》《方药宜忌考》《仲淳医案》《本草单方》等。《先醒斋医学广笔记》由其弟子丁长孺辑录，语简法备，切于实用，涉及内、外、妇、儿诸科，多有独到见解。其中吐血三要法，尤为后世重视，至今用于临床。

（二）医术品德

缪希雍在《神农本草经疏》中写有"祝医五则"，反映了其医德思想，对医生具有的医德进行了详细阐述。第一则："业作医师，为人司命，见诸苦恼，当兴悲悯，详检方书，精求医道，谛察深思，务期协中。"医生要同情病人，有悲悯仁爱之心，精求医道，尽力帮助病人。第二则："凡为医师，当先读书。凡欲读书，当先识字。字者，文之始也。不识字义，宁解文理，文理不通，动成窒碍。"缪希雍强调从医者在读书知儒理之前最重要的是要识字，弄通文理。连字都不认识的医生只能被称为"俗工"，骗人钱财、误人性命。第三则："凡为医师，先当识药。"医生要懂药、识药。因为药的产地不同、采收时节不同都会导致疗效不同，药材市场存在以劣充好的现象，故需要对药材加以辨别。识药要做到确认形质、精尝气味、亲自炮制药物。第四则："凡作医师，宜先虚怀，灵知空洞，本无一物。苟执我见，便与物对，我见坚固，势必轻人。"医生应当虚心待人，过度固执己见会导致自己与他物对立，轻视他人。要做到虚怀若谷，不耻下问。第五则："医师不患道术不精，而患取金不多。舍其本业，专事旁求，假宠贵人，冀其口吻，以希世重。纵得多金，无拔苦力，于当来世，岂不酬偿？作是思惟，是苦非乐，故当勤求道术，以济物命，纵有功效，任其自酬，勿责厚报。等心施治，勿轻贫贱，如此则德植厥躬，鬼神幽赞矣。"缪希雍指出医术不是获取名利的手段，医生应当钻研医术，尽心救治病人，勿企图通过治病谋求厚报，对待病人要一视同仁，切勿嫌贫爱富。

（三）历史评价

缪希雍生平好游，常寻师访友，旨在搜集方药，切磋学问，探讨医理。他对医术具有独到见解，例如吐血三要法。在明朝温补之学盛行期间，他却能独树一帜，重视清热养阴，活跃学术气氛，对于当时纠偏防弊，起了积极作用。缪希雍医德高尚，淡泊名利，常常为贫苦百姓治病而不收取报酬。他还撰有《神农本草经疏》《先醒斋医学广笔记》记录了其平生研究药物的心得经验，并附《炮炙大法》，不吝惜将自己实践所得知识分享给世人。

七、徐春甫

（一）人物生平

徐春甫，甫一作圃，字汝元，号东皋，又号思敏、思鹤，祁门（今安徽歙县）人，出身于诗书之家。他早年攻举业，因苦学失养，体弱多疾，遂改攻医，师事当地医家汪宦。其著有《古今医统大全》100卷，《医学入门捷要六书》6卷及《妇科心镜》《螽斯广育》《幼幼汇集》《痘疹泄密》等。《古今医统大全》是我国现存的十大医学全书之一，包括内经要旨、医家传路、各家医编、脉法、运气、经络、针灸、本草、养生、临床各科证治及医案等，是一部内容丰富的医学全书，至今对临床应用和理论研究仍有较高的参考价值。徐春甫是我国民间医药学术团体"一体堂宅仁医会"的发起人和创办者，他的作为对推动医学发展，开展学术交流和培养良好医德医风具有积极作用。

（二）医术品德

徐春甫在《医有名实之异》中，将医生分为六类："其德能仁恕，博爱其志，能知天地神祇，明性命吉凶之数，处虚实之分，定顺逆之节，原疾病之轻重，量药剂之多少，贯微通幽，不失细小"，其为良医；"通达天人合一之妙，视富贵浑若浮云，繁马千驷，无足动念，活人法天，生生不已"，其为明医；"医之为道，拯黎庶之疾苦，赞天地之化育。古之圣人不居廊庙，必隐于医卜"，其为隐医；"不读书，不明理，以其由时运造化，亦能侥效"，其为时医；"医为司命之寄，不可权饰妄造也。今之承籍者多恃玄名价，不能精心研习"，其为庸医；第六类是被称为"人而无恒"的巫医。

徐春甫阐述了明医、良医、时医、庸医与巫医的区别：明医精通医术，良医擅长艺术，时医能使君王身体健康，庸医医术不精、弄不清医理，巫医只会击鼓舞蹈祈祷。他十分反感庸医，其深刻揭露了庸医的丑恶现象：打着祖传世医的名号，抄袭已有药方，略懂一些诊脉之术，就认为学医不难；专注外表，花言巧语，谄媚权贵，招摇自满；当面恭维而背后诽谤他人；讥笑用心治学的同行；草率行事，盲目施药；偶尔治愈了病人，就向病人索要财物；误伤病人而说其命该如此。徐春甫指出，医生的宗旨就是治病救人，从医者要细心研究，不要认为学医容易而欺骗世人，只图侥幸。医生只要医术高明，医德高尚，总会有人知道，即使不能总是给自己带来好处，但公正自在人心。他斥责一些医生利用医术榨取病人钱财，这是无德的小人行为。

（三）历史评价

徐春甫作为新安儒医，声誉卓著，非常具有影响力。他一生治学严谨，主张良医精通针灸与药物，认为用药不可泥古，反对"始无见理之明，终无应变之巧"的医风，强调"惟执方以待病，不诊候以裁方"。《古今医统大全》专列"庸医""时医""名医"等内容，鞭挞违反医德的现象。徐春甫发起的一体堂宅仁医会，这是早期的医学学术团体，汇集全国8个省区的太医、名医46人，医会对会员提出了22项具体要求，涉及医师的医疗技术、医疗态度、医疗观念、医疗认识、医疗与利益关系、医疗与社会关系等方面，对于医生的行医规范、医德医风建设具有重要的现实价值。

第三节　医学教育

明朝十分重视医学教育的发展，建立了从中央到地方的医学教育及管理体系。重视医学教育、加强地方医疗、保护家族传承、允许自学成才、鼓励医学交流，是明朝医学教育的特点。明朝医学教育，由官办医学教育与民间医学教育共同构成，官办医学教育占有重要地位，承担着医疗、教育、医政管理等职责。官办医学即政府所设立的医学教育资源，又分中央与地方两部分，中央为太医院，地方包括惠民药局与医学。民间医学教育，则以家族传承、师徒传承、自学、私塾授学等为主要形式。官办医学教育和民间医学教育共同促进了明朝医学教育的发展，为明朝培养了一大批优秀的医生。

一、中央官办医学——太医院

明朝官方的最高医学机构为太医院。明朝太医院设有北京和南京两处，北京占主要地位。太医院设院使、院判、御医、吏目等官，其官员配置及品阶为"院使一人，正五品，院判二人，正六品。其属，御医四人，正八品，后增至十八人……吏目一人，从九品，生药库，惠民药局，各大使一人，副使一人"。太医院主要满足皇室医药需要，其另一重要职责就是对全国医官进行考核选拔及培养地方医官及医士。

（一）太医院的医生来源

太医院的医生主要从各地医户中考选，教师则从太医院原有的医生中选拔。元朝将从业者分为十类：官、吏、僧、道、医、工、猎、匠、儒、丐。明朝仿照元朝，制定了更加严格的分行分户、子袭父业的行户世袭制度。明朝世医制度规定：被选入太医院学习者，称为医丁，医丁一般从医户子弟中选拔，如果医户无嫡系子孙或不堪补用，经获准可从亲支弟侄中选一人参加学习考补。明朝的世医制度，在一定程度上稳定了医学从业人员，具有一些积极作用，但是过于严格的户籍限制，不利于医学的创新发展。

明朝设有医生考选制度，嘉靖六年（1527 年），礼部尚书佳蓚等提出对医生的考选问题，认为时录用医生，限于世医一途，使天下虽有卢扁、仓公，也无法选用，使太医院成为庸医栖身之所，于是主张由单纯世医制扩大为考选制。考试选拔为想要从事医学的非医世家学子提供了机会，而且有利于提升医生的水平。同时，地方可以举荐医生参加太医院考试，可以广泛吸收医学人才。医户子弟可以通过"捐钱"，从而免考得到一定的医官职位，《明实录》中载"有缺阴阳、医学、僧道等官，许令纳米二百石，经送吏部入选，免其考试"。"捐纳医官"增加了医学从业人员数量，但是降低了医生标准，导致医疗水平参差不齐，在一定程度上阻碍了明朝医学事业的发展。

（二）太医院医生考核制度

明朝太医院开设医学主要是为太医院培养医生，其学生数量远远比不上唐宋时期，对医学生的管理也极为严格。"凡医家子弟旧例选入本院教习医术，弘治五年奏复行之，推堪任教师者二三人教习，每季考试，三年或五年，堂上官一员同医官二员考试。通晓本科者，收充医士，食粮当差。未通晓者，听令学习一年。再试三试不中者，黜之。若五年考试成材者多，其教师奏请量加升授。"

（三）太医院医学教育课程

太医院医生教育进行分科教学，分为大方脉、小方脉、夫人、疮疡、针灸、眼科、口齿科、咽喉科、按摩科、正骨科、金镞科、祝由科和伤寒科共计13科。有教师2至3人担任教习，医官医生各选定专科进行学习。各科医生均以《素问》《神农本草经》《难经》《脉诀》等经典著作为必修课程，要求学生熟读精解，各个专业还要学习各自专业的课程。这些经典著作不易研读，一些医家便着手编写通俗读物，以供习医者研读。例如李中梓的《医宗必读》，其论述医理通俗易懂，颇能深入浅出，有助于引导医学生顺利踏入医学之路。

（四）医学户籍管理

由于明朝实行世医制度，从医户籍管理十分严格。这要求新的医学从业者要立即登记造册，之后同其他的医学从业者定期接受查报；除在户部登记造册之外，医生还必须在礼部备案；医户户籍不能轻易更改，并针对篡改户籍行为制定了严厉的惩罚措施。

二、地方官办医学

明朝非常重视地方医学建设，采取了一系列措施促进地方医学教育的发展，对普及医学知识、培养地方医学人才发挥了积极作用。关于地方官办医学，明朝政府规定"各布政使司，各府，首领官，医学正科各一员；各州，医学典科一员；各县，医学训科各一员"。根据《明实录》的记载，明朝所有的旧设州、县一般都设置了医学，新设州县，除设立儒学和阴阳学外，均设有医学。其时，准许缺少医学的府县从附近的县调拨医生，以便开展本地的医疗服务。地方医学的职能包括为当地提供医疗服务，为地方培训医务人员，整理和刊印地方医疗文献，传承医学文化。地方医学在全国普遍设立，在一定程度上促进了地方医学教育的发展。

地方医学对考试也有严格规定，正德年间，广东提学副使魏校责成辖区，"各属长吏，具体天地好生之德，择通明医术者，集数医教之，各专一科，候按临考试，有疾病者，分使治之，视其功效，以行赏罚。医术未通者，仍禁毋得行医。"著名思想家吕坤呼吁发展地方医学，并强调医生医术的专与精，鼓励医生熟读医书，他指出读书在精不在多，应该有重点、有选择性地读。吕坤认为，诸如《素问》《灵枢》《东垣十书》等书"皆而卷多理奥"，并不适合大多数地方医生，而《医学正传》《医经小学》《伤寒六书》《医方捷径》《痘科经验良方》《名医方考》等"卷数不多，方论明切"的医书，其实用价值较高，容易理解掌握，适合大多数地方医生。

三、民间医学教育

明朝民间医学教育，主要采用家族传承、师徒传承、自学及私塾授学的形式。明朝的世医制度造就了不少医学世家，使医学世代相传，推动了学术门派的产生，形成了一批家族世医，例如明清时期影响深远的新安医家、新安张氏家族、槐塘程氏家族、歙县余氏家族等。杨继洲吸取数辈经验编著《针灸大成》，薛铠、薛己父子合著《保婴撮要》，虞抟继承祖业而著《医学正传》，皆是家族传承的范例。师徒传承的典型案例有孙一奎：汪机师从朱丹溪、李东垣，创立了培元固本的临证思想，孙一奎得汪机之学，用药崇尚温补，并提出"命门动气说"，创立温补下元的"状元汤""状元散"。私塾丹溪之学拥有众多医家，明初虞抟、王纶皆为丹溪之学的学徒。

隆庆二年（1568年），徐春甫建立了我国早期的民间医学学术团体"一体堂宅仁医会"，医会的成员为来自全国各地的名医，旨在探讨医药学术，提高医疗技术。医会十分强调医生的医德修养，对医生的职业素养、治学方式、思想道德品质、对待病人的态度等方面都做出了明确规定，这些要求是当时社会对医生的期望和要求，对促进医生医德修养具有规范引导的积极作用。

本章小结

社会经济的恢复和发展，理学思想的兴盛，科技创新，中外频繁交流等为明朝医学的发展提供了较有利的条件。明朝医家辈出，大量医学著作问世，大量的临床医学实践也推动了明朝医德文化的发展和研究，医学伦理与医德实践都十分丰富。

明朝十分重视医学教育的发展，建立了从中央到地方的医学教育及管理体系，民间医学教育的兴盛对培养医生的职业素养和职业道德发挥了积极作用。由于明朝医生深受儒家文化影响，强调"仁爱"的立场，儒医在明朝医德文化与实践中具有重要作用，医生的整体素质有所提高。明朝医德文化的发展及研究主要围绕医生的仁爱之心、医术修养、义利观、品德修养、医患关系等方面，并特别对庸医进行了深刻批判。

第八章　清朝时期的医德文化

中国传统医德是某一历史时期思想文化在医学领域的反映。受到朝代更迭、生产力发展等因素的影响，中国传统思想文化在各个历史时期皆呈现出不同的特征。同时，中国传统医学随着社会进步、经济繁荣和文化的发展，也向更高的层次不断地开拓和完善。至清朝时期，中国传统思想文化逐步进入总结和批判的阶段，而中国传统医学在历朝历代的基础上继续发展的同时，也开始受到西方医学的冲击。在内外因素的影响下，清朝时期的医德文化既有对前人医德思想的总结，又带有反映时代特征的新变化。

第一节　医德状况概述

清朝是我国历史上最后一个封建王朝，统治时间长达 268 年之久。清朝时期是中国封建社会最后的重整与修复时期，统治者动用了一系列改良的手段来维系自身统治，使社会矛盾相对较为缓和，政治、经济、文化等各方面都有了一定的发展，封建社会维系了表面上的稳定。这一时期涌现了一大批著名的医家，留下了诸多传世的典籍著作，也充分反映了清朝医德文化的基本概况。

一、清朝的政治、经济、文化概况

（一）政治上，君主专制中央集权到达顶峰

清王朝的统治者原是中国东北地区的满族贵族集团，于明朝末年政治腐朽衰败、社会动荡、战乱频繁之际进入中原，以武力和谋略战胜了各个对手，获得了对全中国的统治地位。

为了巩固政权，清朝初期，统治者注意吸取历代衰亡的经验教训，吏治上比较清正有为，其结合实践提出和制定了一些符合当时社会发展的政权组织形式，将君主专制的中央集权体制推向了顶峰。

在清朝统治者入关之前，议政王大臣会议是其中枢权力机构，这也是氏族军事民主制的残留。入关后，为了因应历史条件的新变化，清朝统治者对权力机构作了相应的调整：在明朝旧制的基础上改革了内阁，内阁人员兼用满汉两族，以满人为主，中央各部门的满、汉官员名额也都有具体的规定。在清朝前期，内阁只是名义上的最高行政机关，议政王大臣会议才是真正的最高权力机构。而这种满族贵族专制的形式，抵触了皇权，也不利于清朝统治者进一步争取汉族官僚的支持。雍正年间，为加强中央集权统治，政府借西北兴兵之事设立了军机处。军机处承旨办理机务，逐步取代了议政王大臣会议诸王参与政务的权力。军机处大臣，随时由皇帝在满汉大学士及各部尚书、侍郎中选定，凡被选入军机处的大臣，都是皇帝宠眷的亲信，可参与军国大政，但决定权在皇帝，军机大臣只是充当皇帝的机要秘书而已，"只供传述缮撰，而不能稍有赞画于其间"。军机处的设立标志着清朝君主专制中央集权制度的进一步完善。

在地方行政组织方面，至鸦片战争前，清朝共设置了 18 个行省。省级最高行政长官为总督和巡抚，各省皆设有巡抚，每一省或二三省设一总督，掌握一省或数省的军政大权。地方的督抚都是皇帝的心腹，一切秉承皇帝的旨意行事。在对边疆少数民族的统治上，清政府设立了理藩院负责管理蒙古、青海、西藏、新疆等地区，还由皇帝专派将军、大臣在各民族地区进行驻防和管理。在西南部分少数民族地区则直接推行了改土归流的政策，使得清朝中央政府对边疆地区的治理得到进一步加强。

清政府为了笼络汉族官僚阶级，延续了科举制度来进行官员选拔，将儒家经典作为考试内容，择优录取。至康熙年间，清朝的科举制度走向正规化。康熙大力提倡程朱理学，将《朱子全书》《理性精义》等著作纳入科举考试的内容，也再一次将优秀人才引上了背诵儒家经典、追求名利的道路上。

尽管清政府对汉人采取了一系列的怀柔政策，但是满族贵族除联合部分蒙古族上层贵族外，始终不忘压制其他各族人民，各地反清活动时有起伏。清朝统治者对反清活动进行了残酷的镇压，不惜错杀、滥杀。同时屡兴文字狱，打击知识分子。仅康熙、乾隆两朝的文字狱案件就有 80 多起，影响较大的有戴名世《南山集》之狱、吕留良之狱等。为控制知识分子，清朝统治者组织编书修志，而编书的同时也删书，其多将不利于旗人统治的内容删去。如在《四库全书》编修的过程中，命人对文献进行检查，将反清和反对专制统治的书籍进行销毁，据资料载其 8 年间销毁图书 538 种，达 13862 部。

到了清朝中后期，统治阶级越来越腐败无能，贪污腐败蔓延，旗人军队丧失斗志，反抗运动此起彼伏，国力盛极而衰。对外则无力抵抗列强的觊觎侵略，国家逐步沦为半殖民地半封建社会。

（二）经济上，繁荣之下的隐忧

明末清初持续了 40 年的战乱，使南北经济均遭到了严重的破坏。如地处中原的河南，"满目榛芜，人丁稀少"；号称天府之国的四川，则是"民无遗类，地尽抛荒"，直到康熙初年，还是"有可耕之田，而无耕田之民"。社会经济的颓败，造成民不聊生的局面，也使清政府赋税不充，导致财政困难。为了巩固统治，清政府采取了一些恢复和发展生产的措施，如停止圈地、奖励开荒、兴修水利、改革赋役制度等。

清初实行"更名地"，即把明代藩王所占民田还给原主，更名田与民田一同起科征税，使分得更名田的农民成了自耕农。在赋役制度方面，针对旧制无定额的弊病，在顺治三年（1646 年）编成《赋役全书》，以明万历旧籍为准，总记地、丁税额，并辅以鱼鳞图和黄册。康熙时编成《简明赋役全书》，删去原来田赋尾数，只留整数，在一定程度上解决了赋役混乱和乱摊派的问题。到康熙五十一年（1712 年），为了稳定税额，宣布以康熙五十年丁银额为准（当年丁 2462 万，银 335 万两），以后"盛世滋生人丁，永不加赋"。到雍正时，又实行"摊丁入亩"（即"地丁合一"），将人丁税并入田亩征收，从此不再征收人头税。此前征税名目繁多，主要有土地税和人头税（人丁税），实行摊丁入亩后，把人头税摊到土地里面征收，使得穷苦无地的人免缴人头税，减轻了农民对政府的人身依附关系。

由于清政府采取了一系列较为得力的措施，许多地方残破的局面逐渐得到改观。如抛荒严重的两淮地区，至康熙中期已是"无尺寸之地荒芜"。据《清实录》记载，顺治十八年（1661 年）全国耕地面积为 562 万顷，康熙二十四年（1685 年）为 589 万顷，康熙六十一年（1722 年）达到 851 万顷，到雍正三年（1725 年），更达到 890 万顷。在人口方面，康熙三十九年（1700 年）全国人口为 1.5 亿，乾隆五十九年（1794 年）时达到 3.1 亿，道光时更增至 4亿多。

清中期，经过了辉煌的"康乾盛世"后，到嘉庆时，清朝经济开始走下坡路。在清前期，传统的小农业和家庭手工业相结合的自给自足的自然经济占据着经济的主导地位。而到了清中期，土地兼并的现象越来越严重，大量耕地集中在清朝统治者和汉族官僚地主的手中，而占人口绝大多数的农民，只有很少或者完全没有土地。"富者有弥望之田，贫者无卓锥之地"，广大农民陷于贫困破产、流离失所的悲惨境地。

在对外交流上，清政府延续了明朝的闭关锁国政策，基本上放弃了对外贸易，目的是阻止对外人员往来和文化思想交流，避免因此造成对政治的冲击而威胁到统治。但这种闭目塞听的方式更加剧了清朝的夜郎自大和封闭落后。闭关锁国和重农抑商等政策，持续扼杀明清时期出现的资本主义萌芽，使清朝经济始终处于封建桎梏之中，难以实现近代化的转型。

（三）思想文化上，考据盛行与思想启蒙

在明清之际，顾炎武、黄宗羲等人主张学术要切实、有用，不承认在经学之外存在所谓独立的理学，反对宋明理学空谈心性的弊病，提倡修己治人的实学。在对儒家经典的理解和认识上，其主张从小学入手，用训诂名物的方法达其真义。他们的经世致用主张，是对明朝覆亡的反思。在顺治及康熙中期以前，统治者对明朝遗老采取了宽大怀柔的政策，但是，随着清政权的巩固，思想束缚愈发严厉。清政府一方面用大兴文字狱的方式加强思想钳制，另一方面提倡整理、考订古典文献以转移人们反清的视线。在这一背景下，顾炎武等人所提倡的重视现实社会问题研究的精神遭到阉割，但他们重视读书、反对空谈的学风却对后来的学者产生了深远影响。学者们在这种残酷的现实下纷纷转入对古籍的考据中，逐渐形成了一种脱离社会现实，为考据而考据的学风。

考据学在乾嘉时期大致分吴、皖两大派，吴派以惠栋为代表，治学方法是相信家法而崇尚古训，考据时"凡古必真，凡汉皆好"，墨守成规，对后世影响不大。皖派以戴震为代表，认为从实考据要有"不以人蔽己，不以己自蔽"的客观态度，实事求是，不偏主一家，具有创新精神。考据学的兴起尽管阻碍了进步思想的发展，但在中国古典文献的整理方面仍具有较大贡献。

到道光时，清王朝内忧外患的时局日益显现。为了挽救民族危机，一些士大夫试图打破万马齐喑的思想文化氛围。龚自珍、林则徐、魏源等封建士大夫中的有识之士，觉察到空谈义理无法解决现实社会问题。他们开始面对社会现实，揭露腐败现象，呼吁革除弊端，提倡"经世致用"，引导人们挣脱程朱理学的枷锁。

他们把清初启蒙思想家的先进思想和当时社会现实相结合，提出了一些改革图强思想，对后世产生了较大影响。龚自珍痛陈社会腐败，认为"士之不耻，为国之大耻"，主张变法图强，废除八股取士，"不拘一格降人才"。林则徐曾受命为钦差大臣，在广州主持禁烟，并主张学习外国先进技术。林则徐还嘱托魏源编译了《海国图志》《四洲志》等著作，开辟了近代中国向西方学习的新风气。魏源则倡导求实精神，主张兴利除弊，他认为："天下无数百年不弊之法，无穷极不变之法，无不除避而能兴利之法，无不易简而能变通之法。"

晚清时期，随着帝国主义侵略的日益加深，西方思想文化在中国得到了更为广泛的传播，加之清政府的腐败无能日益暴露，这促使知识分子进一步觉醒，逐渐凝聚成广泛的变法维新思潮。

二、医德文化的主要内容

清朝时期，中国封建社会步入晚期，开始逐步进入到半殖民地半封建社会。这一时期，中国传统医德文化也进入总结阶段，同时受到西方医学的挑战。总的来讲，清朝时期的医德文化在理论探索与医家实践方面，既继承了前人医德文化的精华，又具有与时俱进的新发挥。

（一）《医门法律》与"笃于情"思想

喻嘉言所著《医门法律》是清朝时期医德论述的突出代表。书中较为详细地论述了医生应遵守的职业道德原则和规范，突破了过去医家"五戒""十要"等箴言式论述医德原则的传统，而以临床四诊、八纲辨证论治的法则作为医门的"法"，以临床诊治疾病时易犯的禁例作为医门的"律"，以"律"来判断诊治失误的责与罪，两者结合称为"医门法律"。这种把医德寓于医疗实践之中的论述，被后人称为"临床伦理学"。《医门法律》对医生明确提出了在诊断和治疗病人时的医德规范和是非标准，摆脱了空洞的医德说教，是我国古代医德史上的一次重大突破。

喻嘉言在《医门法律·问病论》中曾指出："医，仁术也。仁人君子必笃于情。笃于情，则视人犹己，问其所苦，自无不到之处。""笃于情"就是要对病患抱有同情恻隐之心，能站在患者的立场替患者思考，这样就可以真正获得患者的信任，即"诚以得其欢心，则问者不觉烦，病者不觉厌，庶可祥求本末，而治无误也"。同样，良好治疗效果的获得反过来又可以增进医患之间的互信，促进和谐医患关系的构建。

在对患者必须"笃于情"这一医德的核心思想指导下，清代许多医家身体力行，精诚笃实为病者服务，深受群众的爱戴。何其伟是嘉道年间的一位名医，他忧国忧民，曾为林则徐撰写了《救迷良方》一书，有力地配合了禁烟运动。何其伟之弟何小山诊治病人，不论贫富亲疏，路途远近，有无酬报，随请随赴，后在暑天忘我救治病人的过程中不幸染病身亡，年仅 43 岁。何其伟之子何鸿舫，特地在他的寿山堂药店里，置备了许多药罐和炭炉，免费出借，使远方来医病的病人能及时服药，求诊者莫不称便，这可能是日后中药店代客煎药的萌芽。同时，何鸿舫对贫苦病人也常加安慰，并免费施药。从以上事迹中均可看出他们身体力行，践行"笃于情"的医德思想。

（二）批判时弊，倡导"重义轻利"的价值取向

明清时期，在社会发展过程中出现不少新的问题，尤其是在商品经济的影

响下，医事活动中"贪利忘义"的现象增多。义利关系问题得到广泛关注，几乎任何医德言论都会涉及，倡导重义轻利成为这一时期人们阐述医德思想的焦点之一。与此相关联，这一时期的医家对如何解决在医德方面出现的问题展开了很多讨论。他们针砭时弊、扬善抑恶，为纠正不良医风起到了积极作用。

清代医家关心医学发展，对影响医学发展的诸多不良因素进行揭露、批判。徐大椿批判把医学当作谋生计的风气，"时医不读方书半卷，只记药味几枚。无论臌、膈、风、劳、伤寒、疟痢，一般的望、闻、问、切，说是谈非。要入世投机，只打听近日时医惯用的是何方何味，试一试，偶然得效，倒觉稀奇；试得不灵，更弄得无主意。若还死了，只说道：药不错，病难医。"徐大椿还批判医药界喜补恶攻的弊病，指出滥用人参是讨好病家，掩盖自己低能的表现。喻嘉言在《医门法律》中批判医界时弊："今世医人通弊，择用几十种无毒之药，求免过衍。病之二三日，且不能去。操养痈之术，坐误时日，迁延毙人者比比，而欲己身长享，子孙长年，其可得乎？"周学霆揭露受人吹捧之医："其出门也，衣轻策肥，扬鞭周道，意气可谓都矣；其诊脉也，凝神闭目，兀坐终朝，经营可谓苦矣；其开方也，咀笔濡毫，沉吟半晌，心思可谓专矣。及阅其所撰之单，黄芪、白术、附子、干姜，讵知热得补而益烈，寒湿得补而益凝，辗转纠缠，酿成不用，可胜悼叹！"史典在《愿体医话》中提出诸多近医流弊，并提出自己的建议。如他对疫病之时虽骨肉亦有视如路人的行为十分愤恨，建议同行结伴挨村诊视；对诊治危重病情的医生因顾及名声而不负责任的行为，深恶痛绝，劝告医家以生命为重，不要瞻前顾后。许多医生还主张要公开技术，不应"秘其术而藏其方""矜于独特以为射利与传家之宝"。

清康熙皇帝喜欢医学，好为人治病，对医德也有不少的论述。他对当时社会上一些庸医的通病深恶痛绝，曾一针见血地指出："今之医生所学既浅，而专图利，立心不善，何以医人？"他对医生的医德要求有一段颇有见地的言论："以应酬之工用于诵读之际，推求奥妙，研究深微，审医案，探脉理，治人之病如己之病，不务名利，不分贵贱，则临症必有一番心思，用药必有一番识见，施而必应，感而遂通，鲜有不能取效者矣。"

康熙认为中医只凭按脉难确诊，四诊合参是中医诊病的综合手段。他告诫病人："往往有人不以病原告之，反试医人之能识其病与否，以为论难，则是自误其身矣。"他的这番论述，强调了收集病史在诊断方面的意义，批判了那种病人用不告病史、不谈主诉以鉴定医术高低的错误观点和做法。

在中国传统医德观念中，受"医乃仁术"的医道观影响，古代医家认为行医的实质是"行仁"，把行医当成牟利的途径，则是严重的医德问题。强调重义轻利、贵义贱利、先德后术等是中国传统医德的主要内涵，也是清代医家医德思想的主流。如清代医家黄凯钧在《友渔斋医话》中说："不因酬薄迟滞前往，不因祁寒暑雨惮于远赴，可以步行不必舟舆，费人财物，不待药资然后发药等。"但是随着商品经济的繁荣，等价交换意识得到人们的认同，一些医家认为回避利益可能使医患关系虚幻化，诸多医家也开始倡导义利并举，倡导正当利益。如医家颜元便提出"正其义以谋其利，明其道以计其功"的观点。

（三）重视求实精神

清代考据学的研究强调"实事求是"和"无征不信"，而清代医家的学术倾向受考据学的影响尤为突出。医家们在对经典医学著作的考证和注释中倾注了大量的心血。众多医家以文字、音韵、训诂、考据之手段来校注、辨伪和辑佚古医书，他们在具体研究中多用比较、分析、归纳的逻辑方法，因此在考证古典医籍文献方面做出了出色的成绩。如胡澍以宋本《黄帝内经》为蓝本，并参考元熊宗立本和明道藏本，以及唐代以前的载籍，编撰出《黄帝内经素问校义》。书中将《素问》中难解的字、句、文摘出30多条，通过考据训诂，加以释义，成绩突出。晚清医家叶霖著《难经正义》，其辨论精要，考究详审，是《难经》注疏中的善本。清代对《伤寒论》的整理和研究也比较全面，在许多医家论著中，常见有自序考、文字脱落考以及编纂考、别本考等，尤其重视对编纂的考证。比较有影响的著作是喻嘉言的《尚论篇》，柯琴的《伤寒来苏集》，以及尤怡的《伤寒贯珠集》。另外，对《金匮要略》的研究和整理也比较突出，如尤怡编的《金匮要略心典》，是众多注本中较好的一部。

清代医家以求实的精神，严谨地对古典医籍进行总结性的研究和整理，使医籍文献工作达到一个新的水平，给后人留下了丰富的医学遗产。但因过分强调"出处"而忽视人的创造性发挥，所以在客观上也束缚了医学事业的进一步发展。

清朝时期，虽然受闭关锁国政策的影响，中西方科技文化交流有限，但是西方文艺复兴之后的自然科学和实验医学的发展，仍然给中医领域带来了细微的变化，推进了中医由经验医学到实验医学的探索，给传统医学道德观念带来了不小冲击。清代医学家王清任，是中国医学史上第一个接受经验医学向实验医学转变、传统医学向近代医学转变的医家。他以实事求是的治学态度从事科学研究，在解剖学上有很多创见。他亲自观察腹部撕裂的残尸，结合动物解剖实践纠正前人错误，并在前人解剖学基础上写出了《医林改错》一书。王清任的医学研究，是近代实验医学求实创新精神的体现，但和传统封建道德观念发生强烈的碰撞。他面对封建伦理道德思想"身体发肤，受之父母，不敢毁伤"

"父母全而生子，子全而归之"和传统医学伦理道德观念"医乃仁术，不宜刳剥"的束缚，以一名医学科学家强烈的责任感和医德自律精神，勇于求实创新，勇于进行解剖学研究，多次去刑场察看尸体。他的医学成就，就是在观察尸体和核对医书的求实革新中取得的。

三、医德文化的时代特点

中医发展的客观规律、现实需要和医德实践是各个时期医德文化形成与发展的内在动力。而同一时期的政治、经济、文化对于医德的形成和发展也发挥着至关重要的作用。受清朝政治制度、经济发展及思想文化氛围等的影响，这一时期的医德文化也反映出明显的时代特点。

（一）门户之见阻碍医学交流

清朝时期考据之风在医界盛行，一大批传世的医学典籍著作应运而生，也催生出众多的学术流派，如东垣学派、丹溪学派、折衷学派、服古学派、判经学派等。各大学派多守门户之见，互相攻伐，在病理与治法上难得共识。

医家间的门户之见，不利于医界内部的团结，对中医学的发展和中西医学之间的交流都产生了极大的阻碍作用。清初，中医学内部的温病学派和寒凉学派之争，表现在相互之间的学术流派论争上，但有些医家的论争已超出学术范围，甚至有意气用事的做法，违背了中国传统医学伦理道德思想中"尊重同道""取长补短"的医德规范。如徐大椿认为温补派的学术主张是"魔道"，把赵献可的《医贯》称为"妖书"，专门写了《医贯砭》一书，对其逐字逐句地加以贬斥。陈修园也仿照徐大椿的做法著了一部《景岳新方砭》，对张景岳加以尖锐批判。两派医家囿于门户之见，各抒己见，形成不同的学术主张，但由于双方都有为了捍卫自家学派"面子"而攻讦对方的过激言论，从而影响了学术本身的严肃性和科学性。

鸦片战争之后，随着一系列不平等条约的签订，清政府闭关锁国政策破产，西方医学随之传入，于是又形成了中西医之间的门户之见。由于中西医学侧重点不同，治学方法各异，医家之间形成了中西分明的营垒。西医的传入，使中国固有的传统医学受到了极大的冲击。由于对中医前景的认识不同，传统的中医学队伍产生了分化，中医内部以及中西医之间，门户之见日多，出现了不同的思想和主张。中西医论争激烈，也超出了学术范围，主张中医要学西医或西医要学中医的都被视为异端。如有人对兼修中西医的医家恽铁樵不满，便指责其为"狂徒""怪物""国医叛徒"。狭隘的门户之见阻滞了中西医学之间的交流，加剧了近代以来的中西医之争。

（二）复古尊经，以古为师

清朝政府在思想文化领域提倡复古尊经和史书考据，又为了维护其封建统治，大兴文字狱。学者为了避嫌，埋头考据。这一时期的医家大都沉浸于校勘医经、考据历代医书中。受考据学的影响，清代医家考证历代医书，从而在医学典籍的研究和整理上取得了很大的成绩。这一时期，出版了有医学百科全书性质的《古今图书集成·医部全录》；订正了历代医籍中的一些失误，如清初姚旨庵著《素问经注节解》一书，就订正了王冰所注《素问》中的不少错误。

另一方面，《黄帝内经》的成书标志着中医理论体系的诞生，《伤寒杂病论》则确立了辨证论治体系，使临证医学趋于完成。两者在理论、实践上的完善结合使中医过早地处于金字塔的顶端。中医学的过分早熟使后世医家不可能再建立新的体系，中医学仅留下两方面的工作：一是对以往的成功经验的重复，肯定其合理性；二是用旧理论解释新经验。秦汉以来，历代医家在这两个方面的工作都比较成功。中医理论体系的历史成就，以及对后世医家在理论、实践中的指导作用，使后世医家在对待今与古的态度上作出唯古是从、唯经必尊、以古为师的道德选择。清朝作为我国历史上最后一个封建王朝，集权政治趋于维护旧秩序，更是倡导推古崇经。所以，清代医家在医学理论的研究和实践上比历史上任何朝代都更趋保守。他们对经典的诠释、解读与阐发投以极大兴趣。以《伤寒杂病论》而言，研究其的医家众多，只是整理方式的不同而已，维护其本意之核心从未动摇。关于《黄帝内经》《难经》的研究，专著很多，观点林立，但对其本意都是大加赞赏。徐大椿反对张景岳滥用人参、反对温补，却对张仲景的《伤寒杂病论》推崇备至，坚持不能增删片言只字，提出了"言必本于圣经，治必尊乎古法"的保守思想。张志聪则认为《素问》《灵枢》以外的书"皆属旁门糟粕"。陆九芝主张"独尊伤寒论"，而对敢于独立思考的医学家王清任的《医林改错》，直接斥之为"救人于凿骼堆中，杀人场上学医道"。这些都表现出了清朝复古尊经、维护传统医学学术观点的保守性，客观上阻碍了中国传统医德思想的丰富和发展。

（三）浓厚的爱国主义色彩

明清易代之际，不少医家不愿出仕清廷，坚持反清复明。他们认真总结思考明朝灭亡的原因，提出了诸多启迪民智、追求民主、变革社会的进步思想，这些思想激进、开放、振奋人心。一些医家受其影响，关心社会改革，同情百姓疾苦，为劳苦大众服务，成为深受群众欢迎的一代名医，比较突出的有傅青主、吕留良、高鼓峰、李延是等。这些医家关心医学进步，批判社会风气，敢于主持正义。

清兵入侵中原后，具有爱国主义思想的医学家傅青主，其矢志不就朝官，他看到战乱之后疫病流行，为了以医救国和解决生计，利用家中往日收藏的医书，开始潜心研究医学，替人治病。后来他背着"药笼"，一边秘密进行反清活动，一边为人治病，几乎走遍了大半个中国。傅青主医术十分高明，在民间有"仙医"之称，尤其在妇产科方面卓有建树。他很有医德，与平民关系融洽，常常与村农野叟登东皋、坐树下、话桑麻，深受平民爱戴。傅青主出殡之日，送葬群众达数千人。

医家吕留良在明亡之后散财结友，著书立说，图谋复兴，广泛鼓动与宣传人民起来反清，在群众中的声望很高。雍正时期，湖南永兴人曾静，受吕留良思想影响，鼓动川陕总督岳钟琪反清，案件被破获，吕留良等人遭到戮尸杀头的惨刑。乾隆在位时，凡吕留良的著作，一律列为禁书。这一案件牵连七省，迁延三十余年，可以看出吕留良影响之大。

晚清时期，面对内忧外患的动荡时局，龚自珍、魏源等人再次发起思想启蒙运动。甲午战争后，康有为、梁启超、严复等人，大力宣传维新思想，要求"变法图强"，他们积极介绍西方政治和文化，促进了知识分子思想的解放。在这种思潮的影响下，医学界开始打破闭关自守、夜郎自大的局面。许多人到国外留学，接受现代医学的教育。有的中医主张向西医学习，将中西医沟通起来，提出了中西医汇通的思想。这加速了中医近代化的进程，医德的进步也加快了脚步。

清末，不少医生接受了资产阶级民主革命的思想，放弃了医疗职业，参加了革命，其中的代表人物是孙中山。1883 年以后，孙中山先后在香港与广州学医，他愤恨清政府腐败，决心投入救国救民的斗争中去。甲午战争后，他走上了革命道路。鲁迅也曾经是留学日本的医学生。1904 年他在日本结识了女革命家秋瑾，后在革命思潮的影响下，弃医从文。

许多革命人士在参加革命斗争的同时，还热情关注着医疗事业。秋瑾在革命活动中，译述了《看护学教程》，并在她创办的《中国女报》上发表。在其绪言中，秋瑾强调护士工作的重要性，指出"看护为社会之要素……健者扶掖病者，病者依赖健者，斯能维持社会之安宁"。她还特别谈到护理道德，认为："故欲深明（护理）其学，施之实际，而能收良好之效果者，非于医学之全部皆得其要领者不能；且即使学识全备，技艺娴矣，然非慈惠仁爱、周密肃静、善慰患者之痛苦，而守医生之命令，亦不适看护之任……"

第二节　对医家及其医德的评价

在中国古代社会，医术被人们视为济世救人的仁术，行医便是"行仁"，自宋朝以来，"不为良相便为良医"的观念被社会广泛认可。由于清朝医疗行业的高度开放性，许多在科举考试中落第的儒生不能实现"上医医国"的抱负，便退而求其次，谋求成为造福一方的良医。除此之外，在清朝的医疗队伍中还有出身医学世家的世医、四处走街串巷的方医、带有宗教背景的僧医和道医以及用迷信方法为治病手段的巫医。这些医生的医术良莠不齐，有的医家可以妙手回春，但也有庸医草菅人命，他们的行医事迹被诉诸文字，成为史料，也反映出时人对医家医德的评价。

一、医德评价的载体

清代很多医家具有较强的自我意识和社会责任感。他们敢于批判时弊，在学术研究和医疗实践中对自己和整个社会的医德意识、医德实践进行着不断的认识、总结，留下了许多真知灼见，也以诸多形式为后人留下了丰富的医德评价史料。以下简要地介绍几种医德评价的载体。

（一）医家传记

传记是典型而全面的人物评价形式，医家传记对于深入了解当时社会医德价值取向具有重要参考意义。作为医德评价的重要载体，医家传记在清朝时期已经十分流行。既有存在于丛书、类书中的医家小传，也有专门对医家进行全面研究的大传。清雍正年间出版的《古今图书集成·医部全录》中的《医术名流列传》，共收录医家人物 1000 余位，对他们的医术和医德作出了简要的评价。《四库全书总目提要·子部·医家类》也收录了上千位古今医家，记载了他们的学术成就和医德思想，并作出了客观的评论。清康熙年间《古今名医集萃》记载了著名医家 100 多位，对每位医家医学思想的得失作出了评价。清乾隆年间徐大椿所著《医学源流论》，对自扁鹊以来的名医多有评判，尤其对近世医家批评较多，如张介宾、薛己等。这类著作还有《古今医史》《医林集传》《古今名医列传》等。而乾隆年间沈德潜所著的《叶香岩传》及袁牧所著《徐灵胎先生传》则专门对某医家进行了全面的研究。

（二）地方志

由于清代考据之风盛行，修撰地方志、记录当时名流成为地方政府和士绅社会生活中的一件大事。地方志所收录的医家以地方名医为主，涉及家族历史、社会关系、个人职位、功名、医术水平与医德修养等。地方志对医家的记载以褒扬和肯定为主，较少批评，所以能被载入地方志也是当时医家的荣誉。这对民间医生提高医术，提升医德修养等有积极的引导作用。如《靖安县志》记载医家喻嘉言："治疗多奇中，户外之履常满。"据上海地方志记载统计，清代入志的本地区医家便有 1000 多人。可见地方志已经成为清代医家医德评价的重要载体。

（三）医案

医案即病案，是医生治疗疾病时辨证、立法、处方用药的连续记录。在明代已有医案著作，但数量较少。清朝时期是中医医案更为流行、发展与成熟的阶段，这一时期的医案不仅数量上远胜于明代，总体质量上也有明显提高。现今流传于世的清代医案有个人医案和诸多医家混合医案两种，前者通常由本人或弟子整理，后者则多由他人采集多家临床实践资料汇编而成。医案著作的整理和出版是对医家医术和医德的肯定，也为后人留下了宝贵的研究资料。

清朝时期，著名的个人医案有马俶的《印机草》、高鼓峰的《四明医案》、吕留良的《东庄医案》、叶天士的《临证医案指南》、徐大椿的《洄溪医案》、程杏轩的《杏轩医案》、余听鸿的《诊余集》等。如叶天士的《临证医案指南》，是清代最负盛名的个人医案，记载有叶氏治疗各种疾病的 2571 则医案，论理精辟，颇多创见。而余听鸿的《诊余集》收案 120 余例，既可示人以规矩绳墨，又可启人以通变灵巧，颇受医界好评。

清朝时期影响较大的合编类医案有魏之琇的《续名医类案》、俞震的《古今医案按》等。《续名医类案》是我国现存的卷帙最为浩繁的医案类书，所选以明以后各家医案为主，尤以温病医案收录较多。每一病种，多例举数家医案，既便于从多方面了解疾病的变化和治法，又可借此学习各个不同医学流派的学术经验。不少医案还附有按语，或引申发挥，或辩驳订正，评说较为公允，是了解清代医德思想的重要参考。《古今医案按》辑选历代名医医案千余例，该书在"选"和"按"两个方面都下了很深的功夫。所选之案大都有议论、有发明、有新意，而且辨证详明、论治卓越，有很强的示范性。所加之按，对各家的学术思想，褒贬毁誉，择善而从。

清代的医案以具体的事实记载了医家医术、医德的真实情况，而整理医案的也多为医家，医案整理的特点也同样反映出作者的医德境界。蔚为大观的清代医案为反映清朝时期医家的医德评价上留下了丰富的史料。

（四）医话

医话是一种不拘体例的医学笔记，内容包括研究心得、读书札记、临证治验、轶事遗闻，以及考证阐发等。由于医话作品形式多样，不拘一格，能表现医家的思想感悟，所以在清代十分流行。清代著名的医话有黄凯钧的《友渔斋医话》、魏之琇的《柳州医话》、王学权的《重庆堂随笔》、王士雄的《潜斋医话》、陆以湉的《冷庐医话》等。

如黄凯钧在《友渔斋医话》中指出了医家应秉持的 24 条道德规范："施效验良方，平时须合应验丹药。遇急病者，请致即行。诊脉不轻率任意。不因贵药，辄减分数。不因酬薄，迟滞其往。不因错认病症，下药委曲回护。不因祁寒暑雨，惮于远赴。不因饮酒宴乐，托辞不往。耐心替病人诊脉。遇贫病者，捐药施治。不因循用药，迟其痊愈。不用霸道劫剂，求其速效。不乘人重病险疮，揹勒厚谢。不妄惊病家。不卖假药误人病。不轻忽临危病人。不厌恶秽恶病人。不与同道水火，误及病人。不用堕胎药。不忌时医，辄生毁谤。不认病失真，强用峻剂。可以步行，不必舟舆费人财物。不待药资然后发药。"

又如陆以湉在《冷庐医话》中谈到"习医术者，诚不可不博识多闻也"，若"尽心用药，不至误人性命"。读书之余，陆氏勤笔收载医方，认为"吾人不能拯斯民疾苦，宜广传良方，庶几稍尽利济之心"。这充分反映了其高尚的医德思想。

清朝时期的医话作品往往既评价他人医德，又记述医家个人医德观念。因此，医话也成为清代医家医德评价的重要形式。

（五）序

医书中的序有自序与他序两种。自序中作者多对自己的医术、医德有所叙述，反映出医家本人的自我意识。如徐大椿在《伤寒论类方》序中说："余纂集成帙之后，又复钻穷者七年，而五易其稿，乃无遗憾。"这表现出其严于考据的求实精神。清代医学著作中的他序则更为普遍，且他序内容多较为客观、可信。如清人纪树馥为章楠《医门棒喝》作序："章子积数年细心阅书，博极群书，为之剖厥指，正厥归，缕析条分，发蒙振聩。意若不正之力，生命莫全，不持之严，宗依莫定，盖为医门中护法有如此者。此而不广其传，将偏执艺术，胶固不通者流，方沾沾自诩为有得，安望大发觉悟于当头棒喝下也？"其对此书作出了高度评价。

（六）小说

小说是明清时期的重要文学体裁，伴随着市民阶级的出现而兴起。明清时期的小说或反映市井现实，或评述历史事实，对后世产生了深远的影响。与明代小说相比，清代小说取得了更辉煌的成就。文言小说与白话小说相互影响，齐头并进，达到了各自的鼎盛时期。在清代的小说中，相当一部分记载的是医者故事，虽不会像医学著作中所载病例、病案一般唯是求实，但在一定程度上也反映出社会大众对医家医德的褒贬。如拟话本小说《壶中天》便讲述了一名晚明医生的境遇，小说的故事主角龚信，在参加科举考试失意后，转行习医，也反映了当时儒生从医的现象。清光绪年间郁闻尧著《医界现形记》，其在自序中道："是书描写医界现形为宗旨，以演说之例，寓激劝之意。其中辨别医家技术之高下，划然分明，为医家不可少之书。"此外，《阅微草堂笔记》《聊斋志异》等家喻户晓的小说也为我们呈现了不少民间医者的形象。

（七）授官职、给称号

中国历代统治者常以授予官职的方式来笼络德高望重的医家，表示官方对医家医德的肯定。如徐大椿曾两度奉诏入宫诊病，第一次因质朴直言受到嘉奖，被授予官职，未就；第二次因年事已高，到京 3 日后去世，乾隆赠金百两归葬。乾隆年间，医家吴谦接受太医院右院判官职，并受乾隆之托主编《医学金鉴》。其时，授称号有两种情况：一是由官方给予术高德望的医家，如乾隆为医家黄元御亲题"妙悟岐黄"匾额，并诏其为御医；二是民间给予的荣誉称号，如傅山一心为穷人治病，医术高，被百姓誉为"仙医""医圣"；叶天士由于医技精湛，被民间传为"天医星下凡"；江阴戚赞，有医名，被尊称"国手"；昆山盛无咎，年高德劭，以医术济世，称"人瑞"。

二、医德评价的标准

清朝时期，社会上活跃着不同出身的医家，这些医家成分复杂，医技良莠不齐。按照德行的高低，有名医、良医、时医、庸医之谓。而不同的标准，区分出不同的医家形象，也为医德评价的可操作化提供了依据。

（一）名医

清代医家认为名医是知识渊博、医技高超、声名远播的医生。清末民初医家谭意园认为："夫所谓名医者，必其品诣纯正，济世苦心，方治精良，著作宏富，足为后世法，如日月之经天，江河之行地，而不可磨灭者也。"要成为名医，在医德和医技上都有相当高的要求。医家徐大椿曾感叹道："为医固难，而为名医尤难。"因为名医往往"声价甚高，敦请不易"，使得病家"凡属轻小之疾，不即延治，必病势危笃，近医束手，举家以为危，然后求之"。然而病入膏肓时求助名医，名医岂能回天。但作为名医，在此种情况下如果不能示以过人之处，即与普通医家无异。如果退缩、规避，则会被指责浪得虚名。可名医为之治疗的话，"倘此症万死之中，犹有生机一线，若用轻剂以塞责，致病患万无生理，则于心不安；若用重剂以背城一战，万一有变，则谤议蜂起，前人误治之责，尽归一人。"治也不是，不治也不是，可谓骑虎难下。因而"名医之治病，较之常医倍难也"。为规避"猛药去疴"的风险，清代名医常选择"轻药保名"。其处方用药"大都相似，皆系极轻浮无力者，每味三五分，合成一剂，共计不过三钱有零""只照寻常故套，予以不痛不律之药少许，甚至有虚寒将绝之际，犹予以清润数味而去"。虽"病不能除，命不能挽"，但也绝不至于医坏，虽无功，但也无过。而病家茫然不知，病愈则归功于名医，不愈则自认数尽。医家吴天士便批评"轻药保名"的所谓名医："不保病人之命，而独保医人之名""但欲自保其名，而不念病势之危急，人命之死生，良心丧尽，阴骘大伤"。可见，清代的名医，往往被盛名所累。

（二）良医

清代医家认为良医即是医德高尚又有一定技术的医生。黄凯钧在《友渔斋医话》中说："夫医者，非仁爱不可托也，非聪明达理不可任也，非廉洁淳良不可信也。是以古之用医，必选名姓之后。其德能仁恕博爱，其智能宣畅曲解；处虚实之分，定顺逆之节；原疾疢之轻重，而量药剂之多少；贯微达幽，不失细小。如此乃谓良医。"医家华岫云以儒家立德、立功、立言三不朽之事为参照，指出良医处事之三不朽，"不矜名，不计利，此其立德也。挽回造化，立起沉疴，此其立功也。阐发蕴奥，聿著方书，此其立言也。"针对医家"轻药保名"之举，医家吴天士认为"用药如用兵，第论用之当与不当，不必问药之毒与不毒"。能够擅用峻药，更显良医胆识。在清代医家的价值体系下，良医集高尚医德和高超医术为一身，是医者应该追求的最高境界。

（三）时医

清代医家认为时医是那些追求名利、徒有虚名、不学无术之辈。医家吴鞠通指出："时医又骄又吝，妄拾身份，重索谢资，竟有非三百金一日请不至者。"医家俞廷举感叹时医曰："一书不读任意为，其中更多白丁子。纵有儒者强观书，数卷便谓道在是。於戏！阴阳虚实了不知，草菅人命可悲矣！"徐大椿认为时医就是赶时髦、迎合时风、不学无术之徒，"若趋时之辈，竟以人参、附子、干姜……峻补辛热之品，不论伤寒、暑湿，惟此数种，轮流转换，以成一方，种种与病相反，每试必杀人，毫不自悔……今之所学汉人之方，何其害人如此之毒也。其端起于近日之时医，好为高论以欺人。"

医家李钟岳则批评时医："不知天时之便，泥于古而鲜有变通。"赵学敏把"乘华轩、繁徒卫、峨高冠、窃虚誉、游权门、食厚俸"的官医也视为时医。清朝时期，时医能够在医坛上浑水摸鱼，混迹一时，更是充分暴露出清政府从中央到地方医疗管理的缺位。

（四）庸医

清代医家认为庸医是不学无术、水平低下、弄虚作假、对病人生命极不负责的医生。沈金鳌在讲到庸医时说："医者以庸陋之资，胶执之见，贪鄙之心，相与从事，甚且读书而不通其义，虽浅近之语亦谬解讹传，吾见其治一病必杀一人。即或有时偶中，侥幸得生，在医者并不知其所以然；然犹张目大言自据其功，以为非我莫治，不亦可愧之甚矣。"晚清医家毛对山抨击庸医有三大恶习："写方作狂草，用药好奇异，不问病情，妄言知脉。不思医称司命，当如何郑重，而率意如此，其道亦概可知矣。"

在清代的笔记小说、名人轶事中也有很多关于庸医的内容。如《子不语》载嘉定名医张某，下药用石膏，误杀一人，结果自己生病时所拟药方也被冤鬼添加了石膏。"石膏石膏，两命一刀；庸医杀人，因果难逃。"《清代名人轶事》载医生刘某误治老友钱月江学士，钱转生为刘子，在刘病笃时仓皇施以同样方药："粗工自用，即以卤莽报之。"《右台仙馆笔记》载士人丁濂甫死前自称"生中为医者，误伤一孕妇，今来责偿，已偿其命，亦无所苦"。这些故事共同传递了惩罚庸医的冥报观念，反映了在清朝的社会观念下人们希望诉求因果报应来惩罚害人性命的庸医。诉求冥报惩罚庸医，是民众求得到不正确治疗却诉诸无门时的无奈表达，也再一次证明了清政府医疗管理的无力。

清朝时期，庸医滥行于世，"自庸医杂出，医之道晦，医之名轻"。特别是晚清时期，中医误治杀人的个体行为被视为中医群体庸劣的特征，世人由对部分中医的失望发展为否定明清时期中医的成就，并进而质疑整个中医学，这给中国传统医学的发展带来了极大的负面影响。

第三节　代表医家及其医德思想

清朝时期，著名医家众多，他们在悬壶济世的同时，也注重总结治疗经验，阐发医德思想，为后世留下了宝贵的财富。同时，随着商品经济的发展，在南北各地，以同仁堂、胡庆余堂、杏和堂、雷允上等为代表的药号渐次兴起，这些药号在经营的过程中，多以诚信至上，恪守道德规范，传承了各自的医德文化，这是它们经营至今的基因密码。

一、医德思想的代表人物

在清代，涌现出一大批医德高尚、医技高超的医家，在他们的著作中也不乏对医德思想的阐述。以下就部分代表人物作简要的评介。

（一）喻嘉言

喻嘉言，明末清初著名医家，本名喻昌，字嘉言，江西南昌府新建（今南昌市新建县）人。因新建古称西昌，故其晚年自号西昌老人。喻嘉言一生经历了"自儒而之禅，自禅而之医"的历程。喻氏自幼聪颖，天启年间考中贡生，虽才高志远，但仕途不顺。曾以诸生名义上书朝廷，陈述辅国政见，要求"修整法治"，但因人微言轻，没有引起明朝统治者的重视。后值清兵入关，喻氏转而隐禅，后又出禅攻医。50 岁时，遁入空门，潜心研究佛学和医学。几年后，选择了"不为良相，便为良医"的道路，蓄发下山，以行医为业。

喻嘉言治病不分贫富，德高技精，深为同道认同。他"治疗多奇中，户外之履常满"。他为人热情，"人有求者，未尝以事辞"。晚年时期，他不满于其临证医名，曰"吾执方以疗人，功在一时；吾著书以教人，功在万里"。因此开始著书立说，广招门徒。他先后撰写了自订医案《寓意草》，又陆续完成了《尚论篇》和《医门法律》的写作。

《医门法律》是喻嘉言的代表作，也是其医德思想集大成的著作。此书风格独特，指出了医家在临证时应具备的医德规范。喻氏在该书中提出了"笃于情"的思想，确立了其在医学史上的地位。《四库全书总目提要》评价该书："乃专为庸医误人而作，其分别疑似，既深明毫厘千里之谬，使临证者不敢轻尝。"

（二）傅青主

傅青主，明清之际医家，本名傅山，字青竹，后改字青主，山西阳曲（今山西省太原市）人。明亡后，为反抗清朝统治，傅青主变卖家产携带老母，换上朱衣黄冠，自称"师道人"，隐居于崛围山。年近四十岁的傅青主目睹连年战乱，疫病流行，下定决心习医以治疗百姓的病痛，他潜心钻研医籍，热情地为平民诊疗疾病，不断地积累临证经验，终成一代名医。他还利用行医卖药之名，联络过陕西、山西等地的抗清斗争。

傅青主主要的医学著作有《傅青主女科》《青囊秘诀》《男科》等，其中

《傅青主女科》为其代表著作，是临床实用价值颇高的中医妇科典籍。除医学成就外，傅氏在诗、文、书、画上也颇有造诣。对于诗，他认为是"性命之音"；对于写字作文，他提出"宁拙勿巧，宁丑勿媚，宁直率勿安排，宁横勿顺"；对于字画，他主张"作字先作人，人奇字自古"。这实际上也是傅青主高尚道德情操的反映，世人评价他："都知青主的字好，岂知他的字不如诗，诗不画，画不如医，而医不如人。"此足见其道德品质。

傅青主对待病人一视同仁，"登门求方者，户常满，贵贱一视之，从不见有倦容。"他还经常免费为穷苦人治病，并说"若遇真人买，和笼价不论"。他为平民看诊，无论远近，闻之则赴，有时出诊的地方数百里远，他仍是星夜赴救。曾有一位文人杨思坚病危，请求傅青主诊治，当时正逢酷暑，又有数百里之遥，傅青主得知后，仍立即前往抢救，途中日晒雨淋，经五天五夜才到达目的地。

傅青主对待异族统治者又是另一种态度，他曾说："胡人害胡病，自有胡医与胡药，正经者不能治……以正经之医治胡人，胡人不许，所谓不许治者，不治也。"这反映其民族主义气节的同时，也体现出大汉族主义封建正统思想的局限性。

傅青主与顾炎武、黄宗羲、王夫之、李颙、颜元一起被梁启超称为"清初六大师"。

（三）叶天士

叶天士，清代中医温病学家，名桂，字天士，号香岩，别号南阳先生，晚年又号上津老人，江苏吴县（今江苏省苏州市）人。叶天士从小熟读《黄帝内经》《难经》等经典医学著作，同时虚怀若谷，谦逊向贤。他先后拜过师的名医便有十七人，后人誉其"师门深广"。叶天士在治学从医的过程中，注重吸收各家之长，摒弃各家之不足，没有门户之见。清代复古尊经的风气浓厚，而叶天士则颇具改革精神。当时不少医家皆认为靠《伤寒杂病论》便可治好天下万千疾病，但叶氏认为此书涉及的治疗手段，不能适应瘟疫等热性病的治疗，他以"不师古，不法常"的精神在温病学的方面提出了许多新的见解，为后世治疗热性传染病提供了宝贵的经验。虽然他的一些观点受到其他医家的非议，但其笃实求是、勇于革新的精神是难能可贵的。其代表作有《温病论》《临证医案指南》等，均由其门人和后人搜集、整理完成。

作为一位具有革新精神的医家，叶天士的个性也十分鲜明，有史料记载其"性好嬉戏，懒出门，人病濒危，亟请，不时往，由是获谤。然往辄奇效，故谤不能掩其名"，展现出其个性中不羁的一面。

叶天士在临终前曾留下遗言："医可为而不可为，必天资敏悟，又读万卷书，而后可以济世。不然，鲜有不杀人者，是以药饵为刀刃也。吾死，子孙慎勿轻言医！"这反映了他在医德乃至人生哲理上所达到的至高境界。

（四）徐大椿

徐大椿，原名大业，字灵胎，晚号洄溪老人，江苏吴江人。徐氏自幼刻苦力学，书海泛舟，虽目暗神昏，犹手不释卷，"严寒雪夜，拥被驼眠"，往往读到鸡鸣三唱，"夏月蚊多，还要隔帐停灯映末光""口不绝吟六艺之文，手不停披于百家之编"。徐大椿对天文、地理、哲学、历法、史乘、音乐、南杂剧、诗词、书画等都有研究，在医学方面造诣最高，曾两度奉诏入京治病，深得乾隆赏识。他著述有《难经经释》《神农本草经百种录》《伤寒类方》《洄溪医案》《医贯砭》《医学源流论》《兰台轨范》《慎疾刍言》等。

在徐大椿看来，医德比医技更重要，他在《医学源流论》中提出："医者能正其心术，虽学不足，犹不至于害人。况果能虚心笃学，则学日进。学日进，则每治必愈，而声名日起，自然求之者众，而利亦随之。若专于求利，则名利必两失，医者何苦舍此而蹈彼也。"他认为对习医者首要的要求就是心术纯正。同时，他也强调行医为人命关天的大事，反对以医学为生计的低下要求，认为习医应当慎重，非"聪明敏哲""渊博通达""虚怀灵变""勤读善记""精鉴确识"之人不可学，"为此道者，必具过人之姿，通人之识，又能屏去俗事，专心数年，方能与古圣人之心，潜通默契"。

徐大椿以笃实的态度治学，以审慎的精神行医，为后世留下了典范。袁枚评价其组方投药，经验娴熟，"神施鬼设，斩关夺隘，如周亚夫之军从天而下，诸岐黄家目煌心骇，帖帖詟服"，的确"冠绝一时"。徐氏在去世之前曾撰联自挽："满山芳草仙人药，一径清风处士坟。"此可谓是其生平写照。

（五）赵学敏

赵学敏，清代著名医药学家，字恕轩，号依吉，浙江钱塘（今浙江省杭州市）人。其父曾任永春司马，迁龙溪知县。乾隆年间下沙大疫，其父延医合药，赖以生者数万人。赵学敏与弟赵学楷，皆承父命读儒学医。赵学敏年轻时，无意功名，弃文学医，对药物特别感兴趣，广泛采集，并将某些草药作栽培、观察、试验。其博览群书，凡家藏星历、医术、药学之书，无不潜心研究，每有所得，即汇钞成帙，积稿数千卷。其家有"养素园"，为试验种药之地，以察形性；有"利济堂"，是诊病疗疾之所，兄弟寝食其间，治疗多效。他广泛收集民间医学药物知识与经验，编撰了医书 12 种，称作《利济十二种》，现存于世的，除《本草纲目拾遗》10卷外，还有关于铃医技术的《串雅内编》4卷和《串雅外编》4卷。

赵学敏从医、治学严谨，他收集的民间单方、验方，都是经过慎重挑选的。有一次，赵华敏来到奉化，知道"六月霜"具有解暑毒的作用，他就"以百钱买得六月霜一束"，用它进行临床试验。在一次疫病流行中，他"取一茎带子者，煎服之"，取得很好的效果，后来又屡试其效，才将它收录下来。赵氏为编写《本草纲目拾遗》，翻阅了600多种古书籍，其中医书280多种、经书340余种。为了核对某些药物的形态、性能及功效，他不仅将之试种于"养素园"中，还走访民间。他为了鉴别鸡血藤，曾委托亲友从云南、四川等地将其带回。药物形态不同，他一时不能作出结论，但也不做欺世之事，而是明确指出"惜不能亲历其地，为之细核，附笔于此，以俟后之君子考订焉"。他于1765年完成《本草纲目拾遗》的编写工作后，又经过30多年的增订，使之更为完备。赵学敏在《本草纲目拾遗·凡例》中云："拙集虽主博收，而选录尤慎。其中有得之书史方志者，有得之世医先达者，必审其确验方载入，并附其名以传信。若稍涉疑义，即弃勿登。如银汗、钉霜、鸡丹、蜂溺、云根石、雄黄油之类，不乏传方，俱难责效，有似此者，概从删削。宁蹈缺略之讥，不为轻信所误，草药为类最广，诸家所传亦不一其说，余终未敢深信。《百草镜》中收之最详，兹集间登一二者，以曾种园圃中试验，故载之。否则，宁从其略，不敢欺世也。"

由此可见，赵学敏始终非常重视以实践检验医学理论。他所系统整理的民间医疗治病的经验，为后世进一步发展中医事业提供了重要的资料来源。同时，他"必审其确验"的精神足堪为医德典范，与如今编造数据、对实验结果进行主观取舍等学术造假行为形成了鲜明对比。

（六）陈修园

陈修园，清代著名医家，尊经崇古派的代表人物，名念祖，字修园，号慎修，福建长乐人。陈氏自幼研究传统典籍，曾拜泉州名医蔡茗庄为师学医。乾隆五十七年（1792年）中举，后会试不第，寄寓京师。嘉庆六年（1801年）以知县分发直隶保阳（今河北省保定市）候补。时值盛夏，瘟疫流行，陈氏以浅显韵语编成《时方歌括》，教医生按法施治，救活者甚众。此后其担任过正定知府等职，在繁忙的公务之余，仍撰写医书，为人治病。嘉庆二十四年（1819年），告老还乡，在长乐嵩山井上草堂讲学，培养了一大批医学人才。

陈修园医文并重，他的著作既有很高的理论价值，同时也带有很强的文学性。陈氏在钻研古代医籍的基础上，编写了大量的医学入门教材，如《伤寒医诀串解》《医学三字经》《医学实在易》《医学从众录》等，将中医知识通俗化，为后学开启了登堂入室之门。

陈修园平生尊经崇古，对背离张仲景学说者多有批判，但他对事不对人，对同道以诚相待。"若言之过激，则怨而生谤，位置过高，则畏而思避，踽踽独行，济人有几？凡我同仁，务以推诚相与，诚能动物，俾此道日益昌明。则以言无隐，和气可亲。"其临终之时，嘱咐儿孙需毫无保留地刊出他所著医书，足见其高尚的医德风范。后人将其医书汇编为《南雅堂医书全集》，流传甚广，其中部分内容还被翻译成外文，蜚声海外。林则徐评价他："窃谓近世习医者，无能出其右也。"

（七）王清任

王清任，清代具有革新精神的解剖学家与医学家，又名全任，直隶玉田（今河北省玉田县）人。王氏自少习武，纳粟得千总职位，为人耿直，好主张正义。20岁左右时开始学医，后行医于北京，名噪一时。王氏根据自己丰富的临证经验，对疾病的病因、病理有独到的见解，认为人的脏腑结构对医疗十分重要，"治病不明脏腑，何异于盲子夜行"。他多次到疫病暴死者的乱葬岗和死刑场观察人体内脏结构，经过40余年的艰难探索和不懈努力，终著成《医林改错》2册，其专心致志之深，是一般人难以做到的。该书记述了他所观察到的一些人体组织结构，并附有25幅人体脏腑图。书中纠正了前人关于人体的部分错误认识，虽与现代医学相比，书中仍存在较多谬误之处，但多是受到当时社会背景和观察研究条件影响所致。此书对于推进中医由经验医学向实证医学发展仍具有重要意义。

王清任在阐述撰写《医林改错》的目的时说："今余刻此图，并非独出己见，评论古人之短长，非欲后人知我，亦不避后人罪我，唯愿医林中人，一见此图，胸中雪亮，眼底光明，临证有所遵循，不致南辕北辙，出言含混，病或少失，是吾之厚望。"他敢于疑古、注重实践、勇于创新，不避污秽、不计毁誉，对医学工作者而言，这种精神尤为宝贵，在任何时代都不会过时，足以垂范后世。

（八）王士雄

王士雄，清代中医温病学家，字孟英，号潜斋，浙江钱塘（今浙江省杭州市）人。王氏先世三代均为名医，王士雄14岁时，父亲去世，临终前嘱咐他："人生天地间，必期有用于世，汝识斯言，吾无憾也。"其父去世后，王士雄遵家训钻研医学，但因家境困难，于同年赴金华孝顺街盐务局当会计。道光十年

（1830年）离开金华，寓杭行医。道光十七年（1837年），江浙一带霍乱流行，王士雄不避秽恶，尽力救治，并汇集治疗心得，写成《霍乱论》一书。同治元年（1862年），王氏旅居沪上，正值霍乱猖獗，因"司命者罔知所措，死者实多"，于是将原书重订，更名为《随息居重订霍乱论》。

王士雄一生经历了多次温热、霍乱等疾病的流行，在治疗这些疾病方面，积累了大量宝贵的经验，尤其对霍乱的辨证论治有着独到的见解。他重视环境卫生，在预防疾病方面提出了不少有价值的观点，被誉为温热学派鼎盛时期的代表医家。除《随息居重订霍乱论》外，其主要著作还有《温热经纬》《随息居饮食谱》《潜斋医话》《王氏医案》等。

王士雄生活在西学东渐的时代，他对当时传入中国的西方医学不抱门户之见，敢于批判中医界尊经崇古、排斥外来医学的思想。他一生不事权贵，不慕荣利，始终以治病疗疾为己任。在其走南闯北的一生中，诊治的绝大多数都是劳苦民众，在瘟疫危疾面前，毫不畏惧，竭力图治。王氏自言："我与世无所溺，而独溺于不避嫌怨，以期愈疾，是尚有半点痴心耳。"这"半点痴心"足见其一心救治病患的高尚医德。主政金华盐务的周光远称赞王氏："孟英学识过人，热肠独具，凡遇危险之疾，从不轻弃，最肯出心任怨以图之。"王士雄的朋友袁凤桐为王士雄所著《归砚录》题有"仁心古谊继忠州，千顷波涛一叶舟"的诗句，并自注云："远道有求诊者，先生每乘小艇夜行。"王士雄对病者的热忱之心，可见一斑。

二、四大药号的医德文化

明清时期，随着商品经济的发展，一大批中药店铺开始兴盛繁荣。数百年来，这些中药店铺历经岁月洗礼，有的早已湮没于历史的尘埃，有的则历久弥新，成为享誉海内外的中华老字号。在传承数百年的老字号药堂中，最著名的有陈李济、同仁堂、雷允上、胡庆余堂等，这些百年老字号在发展历程中，多秉承诚信经营之道，也留下了许多为人乐道的医德故事。

（一）陈李济

广州陈李济创建于1600年，迄今已有400余年历史，是我国中药行业最早的老字号之一。

1600年，广东南海（今广东省佛山市南海区）商人陈体全，收得货银回广州。船到广州后，他匆忙上岸。货银遗落在船上，被一位名叫李升佐的同船旅客拾获。李升佐也是南海县人，颇谙医道，在广州开设有一间中草药店。李升佐拾金不昧，整日在码头伫候，终将遗银璧还失主。陈体全被李升佐的高尚品德感动，意欲酬报，被婉言谢绝，于是他诚恳提出，拿出遗金半数，投资于李氏经营的中草药店。李升佐谦辞再三，终不能却，只好应允。于是，两人用红束写下合伙文书，曰："本钱各出，利益均沾，同心济世，长发其祥。"并将其店号定名为"陈李济"，寓意为"陈李同心，和衷济世"，自此，"陈李济"的店号就在广州城大南门已末牌坊脚（今广州市北京路194号）创立起来。

可以说，诚信是陈李济得以创建、传承和发展的灵魂。在陈李济中药博物馆中，保存有一对百年木制楹联，上书"火兼文武调元手，药辨君臣济世心"，这十四个字，充满哲理与抱负，是陈李济同心济世精神的核心。

陈李济秉承济世之心，以"工艺虽繁不减其工，品味虽多不减其物"为经营宗旨，制药务求精工，选料必取上乘，务使产品质量精益求精。陈李济所产名药产品都是在这一精神指导下精益求精的产物。

陈李济老铺处在广州市中心，每天路过其门口的行人成千上万。在饥民、难民较多的时候，常有行人晕倒，不省人事。每遇此事，陈李济药铺的员工必施以援手，所以店内常备追风苏合丸、行军散、万应如意油、梨峒丸等药物以备不时之需。广州气候潮湿，夏季时节更是酷暑难耐，陈李济则在人行道设茶缸，免费供应茶水，这一善举延续了上百年。

清同治皇帝，因偶感风寒，经御医推荐，服用了陈李济的追风苏合丸，药到病除，御赐陈李济"杏和堂"的封号，以示表彰。陈李济因此名噪大江南北。光绪年间，帝师翁同龢又为其题写"陈李济"店名，鎏金大字保存至今，见证了百年老字号的文化传承。

作为岭南中药文化的代表，陈李济具有悠久的发展历史和深厚的文化积淀，其诚信的态度、济世的精神和精良的工艺，赢得了群众的口碑，可谓"无人不知陈李济，有口皆碑杏和堂"。

（二）同仁堂

北京同仁堂创建于清康熙八年（1669年），创始人为祖籍浙江宁波的乐显扬。乐氏家族第二十六世之乐良才于明永乐年间朱棣迁都之际，由宁波迁来北京，定居后，两代人均以串铃走方医为业。北京乐氏宗族传至乐显扬时，乐显扬当上清太医院吏目，结束了祖传铃医生涯，并创办同仁堂药室。

同仁堂创始人乐显扬精通医药，他曾提出"可以养生，可以济世者，惟医药为最"，为同仁堂创建奠定了良好基础。之后，其子乐凤鸣编纂了《乐氏世代祖传丸散膏丹下料配方》，该书汇集了乐家家传秘方、太医良方、宫廷秘方等共362种，对这些方剂的制药标准进行了严格的规范，同时提出了"炮制虽繁必不敢省人工，品味虽贵必不敢减物力"的传统古训。该店经营的中草药和丸、散、膏、丹等各种中成药，以选料真实、炮制讲究、药味齐全著称于世。其产品以"配方独特、选料上乘、工艺精湛、疗效显著"而享誉海内外，远销世界各地。同仁堂也因此成为质量和信誉的象征。其自雍正元年（1723年）开始供奉御药，历经八代皇帝，长达188年。

同仁堂的精神体现在药店经营的很多细微处。据史料记载，同仁堂老铺子当时只是三间门脸的平房，彩漆梁柱，黑瓦灰砖，是中国传统风格的建筑。但其店面比街面低，顾客进门时不是上台阶，而是下台阶，人称"下洼子门"。无意间，店里人发现这种"下洼子门"正好适合到药铺买药的顾客中的许多病人情况，他们身体不好，下台阶要比上台阶省力；当买了同仁堂的药之后，出门上台阶则是图个步步高升、日趋好转的吉兆。药铺中抓方的柜台有内外两层：调剂员在内层抓药，顾客在外层等候，两层柜台中间，是富有经验的老药师进行复核把关，抓好的药经老药师与药方逐一核对，确认无误后才包好交给顾客，这种一张方倒两遍手的做法，很好地避免了因抓错药而生的事故。

在三百多年的历史长河中，同仁堂将传统医德文化和生产经营相结合，形成了有自身鲜明特点的企业文化，也将自身打造成名扬海内外的中医药老字号之一。

同仁堂的文化滋养了"同修仁德，济世养生"的企业精神，"修合无人见，存心有天知"的自律意识，"以义为上，义利共生"的经营哲学，"同心同德，仁术仁风"的经营理念等，这些精神理念都在同仁堂的发展过程中发挥了至关重要的作用。

（三）雷允上

雷允上与同仁堂一样，是在中医药界知名度相当高的一家老字号药铺，从清雍正十二年（1734年）成立的雷允上诵芬堂老药铺，到现今的雷允上药业集团有限公司，已有280余年的历史。

雷允上药铺创始人雷大升，字允上，号南山，生于康熙年间。他天资聪颖，自幼勤奋好学，尤爱阅读医学书籍，曾师从苏州名医王子接，对医、药二门皆有所钻研。在长期走街串巷、治病售药的过程中，积累了不少民间验方和单方，搜集了许多中草药材，尤其在丸、散、膏、丹之修合上颇有所获。雍正十二年（1734年），雷大升在苏州古城阊门专诸巷天库前周王庙弄口，开设"诵芬堂"药铺。雷大升为人热心，常常免费为病人施医送药，药铺内设有司炉台，炼合弹丸，可一边行医、一边卖药。他所修合的丸、散、膏、丹用料考究，药效灵验，颇受时人推崇，在民间被视为"救命药"。因为技精德高，雷氏声名鹊起，久而久之，人们便把雷允上的医名和诵芬堂的铺名联系在一起，称为"雷允上诵芬堂"。

咸丰十年（1860 年），为避太平天国战乱，雷氏后人至上海避难，于次年在上海法租界兴圣街（今新北门永胜路）开设雷允上诵芬堂申号。战乱平息后，部分族人返回苏州，在原址重设药号。自此，雷允上诵芬堂由一家而成为苏、申二家，申号为分店。

"允执其信、上品为宗"是雷允上立业祖训，也是其医德文化的核心。两百多年来，雷允上传人秉承祖训，胸怀"聚百草，泽万民"的使命，精选道地药材，虔修丸、散、膏、丹，诚信经营，精益求精，创制了一大批组方精当、功效显著的名方和名药，为发展祖国的中医药事业做出了重要贡献。

（四）胡庆余堂

"北有同仁堂，南有庆余堂"。有"江南药王"之称的胡庆余堂，系胡雪岩于同治十四年（1874 年）创建，地处杭州历史文化街区清河坊。

关于胡雪岩创办胡庆余堂，相传有一个"一怒创堂"故事。有一次胡雪岩的家人生病，他派人到药堂抓药，药买来后发现有两味药以次充好，他便叫人去药店调换，谁知药店老板反唇相讥："要换没有，要不然请你家老爷自己开一家吧。"胡雪岩听后大怒，于是便有了胡庆余堂的建立。

胡雪岩创办胡庆余堂本质上是他的怀仁济世之举。作为富甲一方的浙商，胡雪岩也深受杭州悠久中医文化的熏陶，加之战乱、疾病等原因，胡雪岩打定了救死扶伤的主意。他邀请江浙一带的名医研制出诸葛行军散、八宝红灵丹等药品，赠给湘军曾国藩、左宗棠等部及受灾地区民众。

在胡雪岩的主持下，胡庆余堂推出了 14 大类成药，同时免费赠送避瘟丹、痧药等民家必备的"太平药"，并在《申报》上大做广告，使胡庆余堂声名远播。

真正使胡庆余堂传承百年的是其悬壶济世、以诚待人的经营理念。胡庆余堂的堂名来自《易经》中的"积善之家，必有余庆"，这也为药号的经营奠定了基调。从胡庆余堂所悬挂的匾额中也可见其医德精神。在胡庆余堂门楼上保留有胡雪岩所立的"是乃仁术"四个大字，其出自《孟子·梁惠王》："医者，是乃仁术也。"这反映了胡雪岩开店的宗旨，他把药业视为普济众生的事业，也体现了胡庆余堂诚实守信和治病救人的仁义之德。胡庆余堂另一块著名的"戒欺"匾额，则为胡雪岩于清光绪四年（1878 年）所手书的店训。胡庆余堂所有的匾额都是对外的，只有这块是对内的。它时时刻刻提醒着胡庆余堂的每一个人："凡百贸易均着不得'欺'字，药业关系性命，尤为万不可欺。余存心济世，誓不以劣品弋取厚利，惟愿诸君心余之心，采办务真，修制务精，不至欺予以欺世人，是则造福冥冥。谓诸君之善为余谋也可，谓诸君之善自为谋也亦可。"

"采办务真，修制务精"是胡庆余堂的八字真经，充分反映了胡庆余堂以诚待人的道德品质。为买到真材实料，胡雪岩规定药店的药材要至产地采购，如到山西办当归、党参，到四川办川贝、黄连，到东北办人参、鹿茸，决不允许以次充好；而在制作过程中，则要求店员严格遵守工艺流程，讲求精工细作，决不允许偷工减料和粗制滥造。

戒欺的理念，还涵盖在胡庆余堂经营的方方面面。药号大厅悬挂着"真不二价"的牌匾，"真不二价"，即做生意讲诚信，童叟无欺，没有丝毫掺假。这是胡庆余堂为顾客作出的承诺，更是其诚信经营的见证。

从"是乃仁术"到"真不二价"，胡庆余堂一直秉承"戒欺"祖训，继承、发展和传播了中医药文化的精粹，推动了民族医药的振兴，更造福了国民健康。

第四节　医疗管理与医学教育

清朝既是中国古代历史的终结，又是中国近代历史的开端。而处于转型时期的清代医疗管理与医学教育，也呈现出多样与统一、多变与稳定的状态。

一、医疗管理体系

清朝前期，满族统治者入主中原之后，其在制度与政策上基本上延续了明朝的旧例，呈现出典型的"清承明制"的特征。鸦片战争以后，中国被迫开放国门，逐渐被卷入以西方为中心的近代化浪潮之中。面对西方的冲击，清政府也开始启动"新政"，尝试制度上的改革，设立了新的卫生管理机构，医政管理也开始步入近代化的轨道。

（一）中央医疗管理机构

太医院为清朝时期全国最高医事机关，被赋予管理全国医政的权力。然其主要职责是为皇帝及皇亲国戚的生命健康和日常保健服务。

太医院的医官有院使1名，正五品，为太医院长官。左院判、右院判，正六品，各1人，为副长官。以上官员又称为"堂官"。其下属医官有御医，正七品（雍正七年以前为正八品），六品冠带，初增减不一，后定为15名；吏目，30名。八品（实授吏目）、九品（预授吏目）各15名。另外有医士，无品级，予从九品冠带，可算作准医官，有时也与御医、吏目等被泛称为医官，40 名；医生，是在太医院学习的学生，并实习医药杂务，不属医官，30 人。雍正八年（1730 年）又增食粮医生 30 名，或称恩粮生。道光二十三年（1843年）裁御医 2 名、吏目 4 名、食粮医员 20 名。此外，设置书吏 4 人，称为经承，管院中的行政公文杂务。

清初，太医院在临床方面分 11 科：大方脉、小方脉、伤寒科、妇人科、疮疡科、针灸科、眼科、门齿科、咽喉科、正骨科、痘疹科。嘉庆二年（1797年）痘疹科并入小方脉，咽喉科与门齿科合并，共为 9 科。后来又将正骨科划归上驷院，太医院不管正骨人员。道光二年（1822 年）出于有"针刺火灸究非奉君之所宜"之说，太医院将针灸科废弃。从此以后，针灸只能在民间施用，奉君则不可。

太医院的太医除为在宫廷中长期生活的皇家人员、太监、宫女以及在宫廷中行走的官员、侍卫等治病外，还奉旨为宗室王公、少数民族贵族、宗室姻亲、官员以及他们的家属诊治。再有，北京城如果发生了流行病，皇帝也派太医院太医为老百姓诊治。

御医们在宫中轮班值守的地方为御药房。御药房是清代的药物管理机关。据《太医院志》载：御药房管理药物的采办、储存和配制，分东、西二所。西药房归院使、院判、御医及吏目等较高级的医官分班轮值；东药房则归御医、吏目及医士分班轮值。御药房于顺治十年（1653 年）置，隶属于太医院，各省出产的药材，每年纳至太医院，由医官辨验药材的优劣后，贮存于生药库。康熙十年（1671 年）御药房不属太医院，设总管太监医生 2 名，管库首领 2员，管库首领太监 1 名，太监医生 10 名，太监 19 名，夫役 34 名。御药房除承担以上职责之外，在瘟疫流行时也散发药物。

清末施行新政以前，太医院是独立的中央医政机构。新政后，光绪三十一年（1905 年）设巡警部，部内设警保司，司下设卫生科。卫生科职掌为考核医学堂，并管理清道、防疫、计划及审定一切卫生、保健章程等。次年，预备立宪厘定官制，改巡警部为民政部，仍设五司，将卫生科升为卫生司。卫生司设保健、检疫、方术三科。这一时期新旧体制共存，卫生司与太医院并立，共同实施医政。光绪三十四年（1908 年），清民政部颁布了《取缔医生规则》，同时太医院因光绪与慈禧在数日内相继病死而得咎，自院使以下全部革职。自此，太医院作为旧时代医政机构的象征永远地成为历史，而卫生司成为唯一的中央医政机构。

（二）地方医疗管理机构

清代地方医疗管理机构承袭明代，主要是医学署。一般而言，府设正科一人（从九品），州设典科，县设训科，三科都由医士担任，名额各为一人，俱未入流，医学署一般都附设有惠民药局，二者多合署为一。就史料所见，具有建章立制意味的是康雍时期的举措。康熙十三年（1674年）对地方医官的拟任办法做了明确规定和说明："康熙十三年议准，在外阴阳学等官由该抚将应补之人，咨部详查注册，停其具题，填给搭付，移咨该抚，行令任事……医学有直省地方官遴选，黯于医理者，咨部给搭，与阴阳学同。"

至雍正元年（1723年），清政府再次对医政事宜进行了部署："令直省巡抚查所属医生，详加考试，果有《内经注释》《本草纲目》《伤寒论》三书之学识，指名题请，授为医学官教授，每省设立一员，准其食俸三年，如果勤慎端方，贡入太医院，授为御医，其员缺既于本省学习人内拣选补授，凡所属州县卫，有人民习医者，令其访明为法，即将三书教授，有精通医理者，呈报巡抚，给咨赴太医院考试，上者授以吏目、医士官职，其有年力不能赴京者，留为本省教授待缺。"由此可见，除了省级医疗机构定期向太医院推荐医士之外，各州县也可访问民众中的优秀医者，向省级单位呈报并提供参加太医院选拔考试的机会。朝廷希望通过医学署，与太医院层面建立规范的联系纽带。然而，官方此举旨在选拔医学人才，以补充太医院系统，地方医学署并未因此类政令而受益。事实上，清代地方的医疗管理体系并不完善，仅仅只具象征性的作用。清末施行新政时地方医政才重新得到整顿，才形成对地方业医之人进行考试的制度。

（三）从业限制与刑罚惩处

清政府对太医院御医、医士和地方医学官的选拔，具有一定的条件，如清政府规定："凡进院业医人，察其身无过恶，且通医者，由本院官士任之，乃令进院，发教习肄业，院使、院判以时试其能否而进退之。"肄业生由太医院堂官每年分四季考试，于《黄帝内经》《难经》《脉经》《神农本草经》及各科方书内出题，分别等第，申明礼部注册。每届3年由礼部堂官来院考试。取中者为医士，不取中者仍照常肄业。同治五年（1866年）改设医学馆后，改四季考为二季，即在仲春仲秋开考。每逢寅、申年，太医院使院判会同礼部堂官，会考除御医之外所有吏目以下各员生。在考试试卷规格、出题内容、考场纪律、考试时间等方面，也有严格的规定。而对地方举荐医生事例，太医院规定，被举荐人一般要经六品以上同乡人推荐，满人要经其佐领推荐，并由太医院官员作保，由首领官面试，查明其粗知医书，通晓京语，方可入学。雍正元年上谕："良医须得老成而经历多者。"由此可见，要想成为中央的太医院的御医、医士、医生，需要具备相当条件。

但是在地方上，清朝官方医政颓败，特别是对基层医疗管理长期处于缺位状态，使得医生执业的准入机制缺失，缺乏严格的执业准入门槛，导致任何人都可以轻易成为医生，或者兼职为周围的病患看病。官方基本放弃了对医疗市场的有效管理，只是将医疗事业作为瘟疫和水旱灾害等大规模、突发性的灾难事件过程中的政府应急处理手段，仅在救灾时期才会动用政府力量组织相关人员为民众提供医疗救助。至于日常的医疗保健服务，民众则更多依赖于在日常生活中扮演医生角色的不同层次和类别的群体。这也直接导致了清朝时期庸医的泛滥，严重折损了中医的威信。

为了遏制庸医的泛滥，清政府在法律层面作了一些规定。如《大清律例·刑律》规定："凡庸医为人用药针刺，误不如本方，因而致死者，责令别医辨验药饵道，如无故害之情者，以过失杀人论，依律收赎，给付其家，不许行医。若故违本方，乃以诈心疗人疾病，而增轻作重，乘危以取财物者，计赃准窃盗论；因而致死及因事私有所谋害，故用反症之药杀人者，斩监候。"

从《大清律例·刑律》看，医生误治病人将受到严肃的惩处，清朝的《形案汇览》中便收集了 10 例依此条律法惩治庸医的案例。如乾隆五十六年（1791 年），四川李秀玉误用川乌药末致吴贵祥等身死一案，结果判决李秀玉倍追赎银，杖一百，加枷号三个月；嘉庆十年（1805 年），云南丁二娃疗病误毒张成见等身死一案，结果处罚丁二娃追赎银三分，加枷号三个月，杖一百；嘉庆十七年（1812 年）安徽薛传年赴京呈控医生叶重光为伊子薛家煜医病针刺身死一案，结果对叶重光以过失杀人论罪；嘉庆二十三年（1818 年），浙江杜张氏看香治病骗钱针扎苏氏致伤身死案，结果判处杜张氏律杖一百，不准收赎，折责发落等。但是由于地方官员一般缺乏专业的医学知识，加之没有医方标准作为庸医误治的依据，所以官府在处理医讼上往往采取息事宁人的态度，《刑案汇览》中仅有 10 例庸医杀伤人的案例，便是其证。正如时人所评价："中国向视医学为小道，待之不重，责之亦不甚严，苟且从事为例所不禁，即有错误，罪止枷杖，且准收赎，故若辈坦然为之，无所顾忌，惟在延请者自慎之耳。""律载杀人者死，而庸医杀人治罪亦有专条，乃今则概置不问，从未杀一以警百。"

总的来讲，清代对于庸医的刑罚惩处，虽然对从医者起到一定的震慑作用，但是这种作用并不大。律制本身的缺陷以及判断依据的不足等，使刑律作用的发挥受到很大的限制，而患者只能更多地寄希望于医家的医德操守。

二、医学教育

清朝时期的医学教育大体上承袭了宋明医学教育制度，但也有所发展，特别是在西医的冲击下，给中国医学教育也带来了一些变化。清朝的医学教育形式概括起来主要有师承教育、学校教育、书院教育、自学成医等几种形式。

（一）师承教育

中国传统医学是一门实践性很强的学科，在其继承和发扬的过程中，形成了一种独特的教育形式——师承教育。中国古代的医学教育一直以师承方式为主，以师传徒、父传子的方式延续其理论及经验，清朝也是如此。如清代杰出的医学家叶天士，生于医学世家，祖父叶时、父亲叶朝采都精通医术，他 12 岁开始从父学医，虚心好学，10 年之内，换了 17 个老师。后世更有"徐灵胎目尽五千卷，叶天士学经十七师"之赞叹。又如福建著名医家陈修园，早年受其祖父的影响学医治学，晚年也拜师于泉州名医蔡茗庄。这些中医大家在师承授受下，饱览中医学经典，悟领医中妙绝，在医术方面各有特色。

当然，师承教育也存在不足之处。首先，师带徒的教育方式在人才培养的规模和效用上都远不能满足社会实际需求。其次，师承教育以背诵、记忆等为传授知识的主要方式，带有典型的积累与继承的特点，具有闭塞和保守的特性，缺乏开拓性与竞争性。再次，师徒相授传授面窄，强调传男不传女、秘方不外传，讲究心领神会、言传身教等，不能大肆宣扬，也导致师承教育模式下很多重要的医方渐次失传。同时，师傅的个人言行和思想在很大程度上影响学生的思维方式，师傅在知识和思想上的局限性，会对学生的视野造成负面影响。但总的来看，作为经验性很强的一门学科，师承教育对于继承中国传统医学与培养中医，还是发挥了重要的作用。

（二）学校教育

清朝没有设置专门的医学教育机构，中央的医学教育由太医院负责。行使教育职能的为太医院中的教习厅。教习厅分为内教习与外教习两个部分，内教习教太监，外教习教授医官子弟。教习人才则从御医、吏目内挑选，品学兼优者优先。外教习除了培养医官子弟外，也教授普通百姓和署院内的职员。教习厅主要教授医学经典和中医各科及其本专科医书。这些学生在学习之余还承担部分缮写和修合药饵的工作。三年学习期满，学生如通过考试者，可在太医院中存档备案，以在需要时递补太医院人事位缺。总之，在鸦片战争之前，太医院不仅是医疗服务机构，同时还承担着医学教育的职责，负责培养医用人才。尽管这种培养只是为皇家选送优秀的医疗人才，但也在一定程度上承担了中央官办中医教育的重任。

鸦片战争以后，清政府与西方签订一系列不平等条约，这些条约迫使中国开放通商口岸，并允许外国传教士在通商口岸开设医院、建立教堂和自由传教，于是教会医院在近代中国日益增多。教会医院的发展与设立，需要大量的医生，而仅仅靠国外派遣医生已远不能满足需要，于是教会开始出资选派留学生并在中国兴办医学校，这也为中国的医学教育带来了新的气象。

1866 年，中华医学传道会在广州博济医局内设立博济医学校，这是外国教会在我国建立的第一所教会医学校。在中国医学教育领域产生重要影响的协和医科大学、华西协和大学医学院、湘雅医学院、上海震旦大学医学院、山东齐鲁大学医学院等，都是在教会的支持之下设立的。这些学校仿照英、美、德、日等国的学制及教材，在传授西医知识与技艺的同时，也丰富了中国的医学教育模式。

在清政府官方自办学校上，1881 年李鸿章聘请传教士医师马根济建立了中国第一所官办医学校——北洋医学堂。在 1904 年颁布的《奏定学堂章程》中，医科也被列入其中。中国的官办医学教育也逐步从以太医院为核心的传统模式转变到近代学校医学教育的轨道上。

（三）书院教育

书院式讲学最初是经学教育的一种方式，介于学校教育和师承教育之间，在中国古代教育史上占有重要地位。明代以后，有医家将此种形式应用于医学教育。清初的统治者鉴于明末东林党人的教训，为了防止书院聚集生徒讽议朝政，对书院讲学采取了抑制的政策，规定不许"别创书院"。在统治得到巩固之后，清政府改变了对书院的消极政策，采取积极兴办、加强控制的政策。

明末清初名医卢之颐在浙江开办书院式医学讲坛，随后名医张志聪、高世栻将其发展为讲学式中医教育——"侣山堂"教育，此教育非常重视古典中医基本理论之讲授与研究，开创了清代古典医派中医教育的先河。但就中医教育而言，中医书院的数量远比为科举入仕服务的书院要少得多，书院教育在清代医学教育体系中并不占主体地位。尽管如此，书院教育仍然对清代医学教育产生了重要影响。一是主流书院培养了不少著名医家，如中医学家陈修园曾就读于福州鳌峰书院，在中医教育事业上贡献良多的丁福保、杨如侯和曹颖甫先后毕业于江阴南菁书院，这些医家在书院中研求经训、攻读诗文的经历，无疑为其研习医学打下了深厚的文化基础。二是讲授中医知识，传播中医药文化的书院更是在清朝中医教育普及和学术交流中发挥了不可替代的作用。

（四）自学成医

通过自主学习的方式来了解医学知识，掌握医学技能，从而加入医生的行列中，也是中国古代医学教育的一种特殊形式。如著名医家徐大椿等便是通过这种方式成长起来的。在自学成医之后，许多医家还为后世学医之人编写了很多普及医学知识的著作。如儒医李映官，其通过自学成医，并精选医学典籍，制定教规，编写了《医学入门三十六字歌诀》来施教，简明扼要，朗朗上口，不但可以辅助教学，更成为普及医学知识的手段。这类书还有汪昂编撰的《本草易读》《汤头歌诀》，陈修园编撰的《医学三字经》和《医学实在易》等。除此之外，还有专门收集研究医案的专著，把名医丰富的实践经验总结并流传下去，如魏之琇的《续名医类案》、尤在泾的《静香楼医案》等。这些通俗医书的发行，降低了研习医学的难度，便于医学爱好者自学医术，对医学教育的普及起到了促进作用。但另一方面，从业难度的降低在很大程度上也助长了庸医的泛滥。

本章小结

清王朝是中国历史上最后一个封建王朝，受西方列强入侵的影响，开始逐步沦为半殖民地半封建社会。这一时期的中国医学，在自身发展规律和西方医学的冲击下，进入到总结和批判的历史阶段，而同一时期的中国医德文化也呈现出鲜明的时代特征。

在清朝时期，关于医德规范的论述逐步完善，医家具有敢于批判时弊、注重求实的精神，在西方列强的侵略下，很多医家还表现出强烈的爱国主义精神。但受封建思想桎梏，持抱残守缺的门户之见和以古为师的尊经复古思想也是这一时期医德文化的鲜明时代特点。

清朝著名医家众多，这些医家悬壶济世，治病救人，也注重总结治疗经验，阐发医德思想，留下的大量经典的著作，使今人得以了解清朝医德文化的精华。同时，随着明清商品经济的发展，以同仁堂、胡庆余堂、杏和堂、雷允上等为代表的药号兴起，这些药号恪守诚信原则，讲求道德规范，也承载并传承了清朝时期的医德文化。

在医疗管理的体系上，清朝的医政管理有"清承明制"的特征。鸦片战争以后，中国被迫卷入近代化的浪潮中，清政府也开始尝试医政管理制度的改革，设立了新的卫生管理机构，使医政管理也开始步入近代化的探索。

清朝的医学教育主要有师承教育、学校教育、书院教育、自学成医等几种形式。这些教育方式所培养出的医家成分复杂，医技良莠不齐，时人将其分为名医、良医、时医、庸医等，不同的医家形象，也直接表现出不同的医德评价。

总的来讲，清朝时期的医德文化既有对传统的继承，也有对新的时代特征的反映。封建王朝的终结，并不是传统医德文化的总结，而是其延续和革新的再出发。

参考文献

白寿彝. 中国通史 [M]. 上海：上海人民出版社，2015.

扁鹊. 难经 [M]. 北京：中国医药科技出版社，2018.

曹炳章. 中国医学大成 [M]. 北京：中国中医药出版社，1997.

曹志敏注说. 龚自珍集 [M]. 郑州：河南大学出版社，2016.

陈邦贤. 中国医学史 [M]. 上海：商务印书馆，1957.

陈邦贤. 中国医学史 [M]. 上海：上海书店出版社，1984.

陈平原. 秋瑾女侠遗集 [M]. 贵阳：贵州教育出版社，2014.

陈实功. 外科正宗 [M]. 北京：中国医药科技出版社，2018.

陈希宝主编，姚敏杰等著. 中国古代医学伦理道德思想史 [M]. 西安：三秦
　　出版社，2002.

陈晓云. 从"不失人情论"探讨医患关系的处理技巧 [J]. 中国医学伦理学，
　　2013，26（04）.

陈修园. 陈修园医书全集 [M]. 北京：中医古籍出版社，2017.

崔京艳. 清朝传统医学教育研究 [D]. 北京：中国中医科学院博士学位论
　　文，2007.

丹波元胤. 中国医籍考 [M]. 北京：人民卫生出版社，1983.

邓云特. 中国救荒史 [M]. 北京：商务印书馆，2011.

狄鸿旭. 清代"医学署"初探 [J] 满族研究，2015，（02）.

丁光迪主编，巢元方等编撰. 诸病源候论校注 [M]. 北京：人民卫生出版
　　社，1991.

丁涵章. 医德学通论 [M]. 杭州：浙江大学出版社，1996.

杜家骥. 清代宫廷医疗制度及其特点 [J]. 明清论丛，2016.（01）.

段逸山. 医古文 [M]. 北京：中国中医药出版社，2007.

范玉强，陈景林. 中国中医药文化遗存 [M]. 天津：天津社会科学院出版
　　社，2015.

房玄龄. 晋书 [M]. 北京：中华书局，1974.

冯模健. 杏林文化［M］. 北京：中国中医药出版社，2010.

傅山著，尹协理主编. 傅山全书［M］. 太原：山西人民出版社，2016.

干祖望. 孙思邈评传［M］. 南京：南京大学出版社，2011.

陈梦雷等. 古今图书集成医部全录［M］. 北京：人民卫生出版社，1962.

葛虚存编辑，琴石山人校订. 清代名人轶事［M］. 上海：上海会文堂书
　　局，1922.

龚廷贤著，李秀芹校注. 万病回春［M］. 北京：中国中医药出版社，1998.

《续修四库全书》编纂委员会. 续修四库全书·史部·诏令奏议类［M］. 北
　　京：上海古籍出版社，1996.

韩毅. 宋代医学诏令及其对宋代医学的影响［J］. 中医文献杂志，2008，26
　　（01）.

何兆雄. 中国医德史［M］. 上海：上海医科大学出版社，1988.

胡兵. 先秦至隋唐时期中医名家的医德思想［M］. 北京：知识产权出版
　　社，2014.

皇甫翰深. 医学伦理学［M］. 成都：四川科学技术出版社，2009.

黄凯钧撰，乔文彪等注释. 友渔斋医话［M］. 上海：上海浦江教育出版
　　社，2011.

黄天华. 中国财政制度史［M］. 上海：上海人民出版社，2017.

黄小京. 感悟于北京老字号语言文化之间：北京老字号语言文化研究［M］.
　　北京：中国商务出版社，2014.

黄英志. 叶天士医学全书［M］. 北京：中国中医药出版社，1999.

纪昀总纂. 四库全书总目提要［M］. 石家庄：河北人民出版社，2000.

季伟苹. 上海中医药发展史略［M］. 上海：上海科学技术出版社，2017.

贾维诚. 三百种医籍录［M］. 哈尔滨：黑龙江科学技术出版社，1982.

金开诚，王燕. 中国古代的医学教育［M］. 长春：吉林文史出版社，2011.

鞠宝兆，曹瑛. 清代医林人物史料辑纂［M］. 沈阳：辽宁科学技术出版
　　社，2013.

李梴著，何勇等校注. 医学入门［M］. 北京：中国医药科技出版社，2011.

李东阳等. 大明会典［M］. 扬州：江苏广陵古籍刻印社，1989.

李鸿涛，张华敏. 孤本医籍叙录集［M］. 北京：中医古籍出版社，2016.

李延寿. 北史［M］. 北京：中华书局，2013.

李延寿. 南史［M］. 北京：中华书局，1975.

梁峻，梁平. 明代中医教育史论［J］. 中医教育，1996，（03）.

梁峻. 两宋中医教育史论 [J]. 中医教育，1995，（03）.

梁章钜著，刘叶秋等校注. 浪迹丛谈 [M]. 福州：福建人民出版社，1983.

廖晓羽，林慧光. 清代医学教育形式举要 [J]. 中医药文化，2011，6（05）.

刘炳凡，周绍明. 湖湘名医典籍精华·内科卷 [M]. 长沙：湖南科学技术出版社，1999.

刘俊荣，刘霁堂. 中华传统医德思想导读 [M]. 北京：中央编译出版社，2011.

刘莹，陈鼎如等. 历代食货志今译 [M]. 南昌：江西人民出版社，1984.

刘振民等. 医古文基础 [M]. 北京：人民卫生出版社，1980.

陆以湉撰，吕志连点校. 冷庐医话 [M]. 北京：中医古籍出版社，1999.

路彩霞. 清代笔记小说中的医生形象与庸医问题探析 [J]. 长江文史论丛，2017.

罗国杰，魏英敏. 中国伦理学百科全书·职业伦理学卷 [M]. 长春：吉林人民出版社，1993.

吕思勉. 两晋南北朝史 [M]. 上海：上海古籍出版社，1983.

毛礼锐，瞿菊农，邵鹤亭. 中国古代教育史 [M]. 北京：人民教育出版社，1983.

毛礼锐，沈灌群. 中国教育通史 [M]. 济南：山东教育出版社，1985.

梅莉，晏昌贵. 关于明代传染病的初步考察 [J]. 湖北大学学报（哲学社会科学版），1996，（05）.

缪希雍. 神农本草经疏 [M]. 北京：中医古籍出版社，2017.

漆侠. 中国改革史 [M]. 石家庄：河北教育出版社，1997.

秦冬梅. 试论魏晋南北朝时期的气候异常与农业生产 [J]. 中国农史，2003，（01）.

裘沛然，《中国医籍大辞典》编纂委员会. 中国医籍大辞典 [M]. 上海：上海科学技术版社，2002.

全继业. 浅论宋代医学发达的动力学机制 [J]. 湖南中医学院学报，1998，（04）.

饶宗颐. 老子想尔注校证 [M]. 上海：上海古籍出版社，1991.

任继愈. 中国道教史 [M]. 北京：中国社会科学出版社，2001.

沈云龙. 近代中国史料丛刊续编 第72辑 皇朝经世文统编 [M]. 台北：文海出版社，1974.

施杞，萧敏材. 中医病案学 [M]. 上海：中国大百科全书出版社上海分社，1994.

司马光. 资治通鉴 [M]. 北京：中华书局，2019.

司马迁. 史记 [M]，北京：中华书局，2019.

宋佳，赵艳，傅延龄. 明代中医学发展的社会文化背景概述 [J]. 安徽中医学院学报，2013，32（05）.

宋佳，赵艳. 明代医学教育纵横谈 [J]. 中医研究，2014，27（06）.

孙思邈. 千金翼方 [M]. 北京：中国医药科技出版社，2011.

孙思邈著，焦振廉等校注. 备急千金要方 [M]. 北京：中国医药科技出版社，2011.

谭国俊. 明代医学发展的社会因素 [J]. 湖南中医学院学报，1994，（03）.

汤敏，刘俊峰. 江山风情 [M]. 杭州：浙江古籍出版社，2013.

唐伟华. 宋金元时期医学发展的社会历史背景探析 [J]. 辽宁中医药大学学报，2008，（07）.

王孟英. 随息居重订霍乱论 [M]. 北京：中国中医药出版社，2008.

王孟英撰，焦振廉等注释. 王孟英医案 [M]. 上海：上海浦江教育出版社，2013.

盛增秀主编. 王孟英医学全书 [M]. 北京：中国中医药出版社，1999.

王明强. 中国古代医学教育思想史 [M]. 北京：中国中医药出版社，2018.

广州文化馆编. 广州市非物质文化遗产名录图典（2006—2008）[M]. 广州：广州出版社，2009.

王清任. 医林改错 [M]. 上海：上海卫生出版社，1956.

王叔和. 脉经 [M]. 北京：人民卫生出版社，1956.

王焘著，王淑民校注. 外台秘要方 [M]. 北京：中国医药科技出版社，2011.

王燕. 中国古代的医学教育 [M]. 长春：吉林文史出版社，2011.

王玉来. 历代中医名家诗传 [M]. 北京：中国中医药出版社，2009.

魏收. 魏书 [M]. 北京：中华书局，2018.

魏源. 魏源集 [M]. 北京：中华书局，1976.

魏徵. 隋书 [M]. 北京：中华书局，2019.

文庠. 试述清代医政的嬗变 [J]. 南京中医药大学学报（社会科学版），2006，（04）.

吴楚著，李鸿涛等校注. 吴氏医验录全集 [M]. 北京：中国中医药出版社，2011.

吴海涛，王高峰. "一体堂宅仁医会"及对医师职业精神教育启示浅探 [J].

锦州医科大学学报（社会科学版），2017，15（03）.

吴鞠通. 吴鞠通医学全书［M］. 太原：山西科学技术出版社，2015.

吴天士原著，张存悌等编校. 吴天士医话医案集［M］. 沈阳：辽宁科学技术出版社，2012.

习斌. 晚清稀见小说鉴藏录［M］. 上海：上海远东出版社，2013.

席泽宗. 中国科学思想史［M］. 北京：科学出版社，2009.

肖东发，周红英. 百年老号：百年企业与文化传统［M］. 北京：现代出版社，2015.

谢嘉. 基于医学社会学的宋代医学发展原因分析及当代启示［J］. 兰台世界，2015.（36）.

刘洋. 徐灵胎医学全书［M］. 北京：中国中医药出版社，1999.

徐灵胎. 医学源流论［M］. 北京：中国医药科技出版社，2018.

许二平，李永菊. 明代地方医学存在的问题及其对策——以吕坤《振举医学》为中心［J］. 中医学报，2015，30（05）.

宣扬，李玉荣. 医者仁心：中华传统医德读本［M］. 合肥：安徽大学出版社，2018.

杨天才等译注. 十三经注［M］. 北京：中华书局，2018.

杨英梅. 北京老字号活化策略研究［M］. 北京：中国轻工业出版社，2014.

杨映辉，陆冲. 慈溪人的老字号［M］. 宁波：宁波出版社，2018.

姚春鹏译注. 黄帝内经［M］. 北京：中华书局，2019.

永瑢等. 四库全书总目［M］. 北京：中华书局，1965.

俞樾著. 右台仙馆笔记［M］. 济南：齐鲁出版社，2004.

喻嘉言. 医门法律［M］. 北京：中国医药科技出版社，2011.

袁枚撰，申孟等校点，陆海明等译. 子不语全译［M］. 上海：上海古籍出版社，2017.

岳精柱. 明代官办医学研究［J］. 南京中医药大学学报（社会科学版），2005，（04）.

张华. 门槛与制约：清代医生的从业规制——以小说《壶中天》与《医界现形记》为中心的探讨［J］. 中国社会历史评论，2011.12.

张九龄等. 唐六典全译［M］. 兰州：甘肃人民出版社，1997.

张奇文，柳少逸，郑其国. 名老中医之路续编（第5辑）［M］. 北京：中国中医药出版社，2016.

张庶平，张之君. 中华老字号（第1册）［M］. 北京：中国轻工业出版社，1993.

张廷玉等. 明史［M］. 长春：吉林人民出版社，1995.

张艳清. 中国传统医德思想研究［M］. 北京：中国民主法制出版社，2015.

张友渔，高潮. 中华律令集成 清卷［M］. 长春：吉林人民出版社，1991.

张志远. 中医源流与著名人物考［M］. 北京：中国医药科技出版社，2015.

张仲景. 桂林古本伤寒杂病论［M］. 北京：中国中医药出版社，2014.

章楠. 医门棒喝（初集 医论）［M］. 北京：中医古籍出版社，1999.

赵学敏. 本草纲目拾遗［M］. 北京：中国中医药出版社，2007.

赵翼，姚元之. 檐曝杂记 竹叶亭杂记［M］. 北京：中华书局，1982.

甄志亚. 中国医学史［M］. 北京：人民卫生出版社，1991.

周鸿艳. 中国古代医学教育简史［M］. 哈尔滨：黑龙江中医药大学出版社，2007.

周学霆. 三指禅［M］. 太原：山西科学技术出版社，2018.

周一谋. 历代名医论医德［M］. 长沙：湖南科学技术出版社，1983.

朱绍侯，齐涛，王育济. 中国古代史［M］. 福州：福建人民出版社，2010.

朱绍侯. 中国古代史教程［M］. 开封：河南大学出版社，2010.

竺可桢. 中国近五千年来气候变迁的初步研究［J］. 考古学报，1972，（01）.

祝庆祺等编. 刑案汇览三编［M］. 北京：北京古籍出版社，2004.

《中医大辞典》编辑委员会. 中医大辞典［M］. 北京：人民卫生出版社，1981.

后 记

"大医精诚"，"精"于专业，"诚"于品德，方能铸就德才兼备的"大医"。我国著名医学科学家和医学教育家吴阶平院士也提出：一个好医生应该具有高尚的医德、精湛的医术和艺术的服务，三者缺一不可。

川北医学院作为医学院校的杰出代表，在医德建设上倾情、倾力打造以"三全育人"为主线，十大育人体系为抓手的多维立体式医德培养模式，努力实现立德树人的根本任务，更在四川省委教育工委、四川省教育厅、四川省社科联、南充市社科联、名老中医医案研究中心的指导和帮助下开展《医教协同背景下五年一贯制医学生德育体系构建与实施》、临床医学系"三全育人"综合改革试点的医德建设工作；设立校级医德文化研究传承工作室开展医德文化研究与传承工作，弘扬中国优秀传统文化，开设医德建设相关课程建设，举办医德文化主题活动，不断完善医学院校医德文化建设长效机制研究。2020年《高等学校课程思政建设指导纲要》出台后，我校医德文化建设实现跨越式发展，深挖医德建设内涵，拓展医德建设方式方法，开展《"党建领航·思政铸魂"院系党团组织合力育人体系的构建与创新》研究，进一步拓展了医德建设领域。

多年来，川北医学院在医德建设上始终深耕细作，努力构建医学院校医德培养范式，积极为广大医学院校医德建设提供参考和借鉴，为医学生、广大医务工作者医德修养的提升贡献力量。